Daniela Grach • Caroline Schlinter
Marlies Wallner • Nicole Zöhrer

W0086949

SCHWARZBUCH
SUPERFOOD

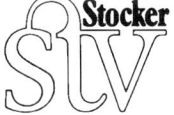

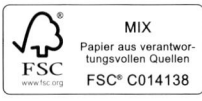

Umschlaggestaltung:
DSR Werbeagentur Rypka GmbH, 8143 Dobl/Graz, www.rypka.at

Der Inhalt dieses Buches wurde von den Autorinnen und dem Verlag nach bestem Gewissen geprüft, eine Garantie kann jedoch nicht übernommen werden. Die juristische Haftung ist ausgeschlossen.

Bibliografische Information der Deutschen Nationalbibliothek
Die Deutsche Nationalbibliothek verzeichnet diese Publikation in der Deutschen Nationalbibliografie; detaillierte bibliografische Daten sind im Internet unter http://dnb.d-nb.de abrufbar.

Hinweis: Dieses Buch wurde auf chlorfrei gebleichtem Papier gedruckt. Die zum Schutz vor Verschmutzung verwendete Einschweißfolie ist aus Polyethylen chlor- und schwefelfrei hergestellt. Diese umweltfreundliche Folie verhält sich grundwasserneutral, ist voll recyclingfähig und verbrennt in Müllverbrennungsanlagen völlig ungiftig.

Auf Wunsch senden wir Ihnen gerne kostenlos unser Verlagsverzeichnis zu:
Leopold Stocker Verlag GmbH
Hofgasse 5/Postfach 438
A-8011 Graz
Tel.: +43 (0)316/82 16 36
Fax: +43 (0)316/83 56 12
E-Mail: stocker-verlag@stocker-verlag.com
www.stocker-verlag.com

ISBN 978-3-7020-1581-7
Layout und Repro: DSR Werbeagentur Rypka GmbH, 8143 Dobl/Graz
Druck: Finidr, s.r.o., Český Těšín

−		+
SPIRULINA		HANFSAMEN (ÖL MEHL)
QUINOA		BRENNESSEL
NONI		!!! ARONIABEERE
MILCH SCHOKOLADE		OLIVENÖL EXTRA VERGINE
CHIA		MACAWURZEL
AFA-ALGE		KOKOS
ACAI BEERE		KAKAO
		INGWER
	GRÜNER	GRANATAPFEL
	MATCHA	GOJIBEEREN SAFT
	TEE	AVOCADO 130g 1STK
		ALOE VERA IASC-SIEGEL
	CAMU	GIERSCH VIT C-WUNDER
	CAMU	A'
	BEERE	

!!! HEIDELBEERE ≠ ROH

KREN NUR FRISCH VITC!

KÜRBISKERN 10ML VITE

LEINSAMEN BRAUN + GOLD

!!! SANDDORN KOSMETIK...

WALNUSS

WEIZENGRAS

Daniela Grach • Caroline Schlinter
Marlies Wallner • Nicole Zöhrer

SCHWARZBUCH

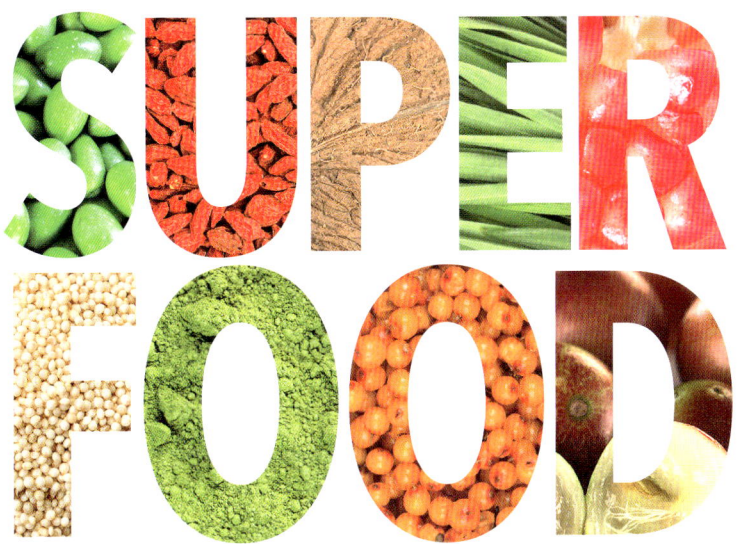

SUPER
FOOD

HEISSE LUFT UND
WAHRE HELDEN

Leopold Stocker Verlag
Graz – Stuttgart

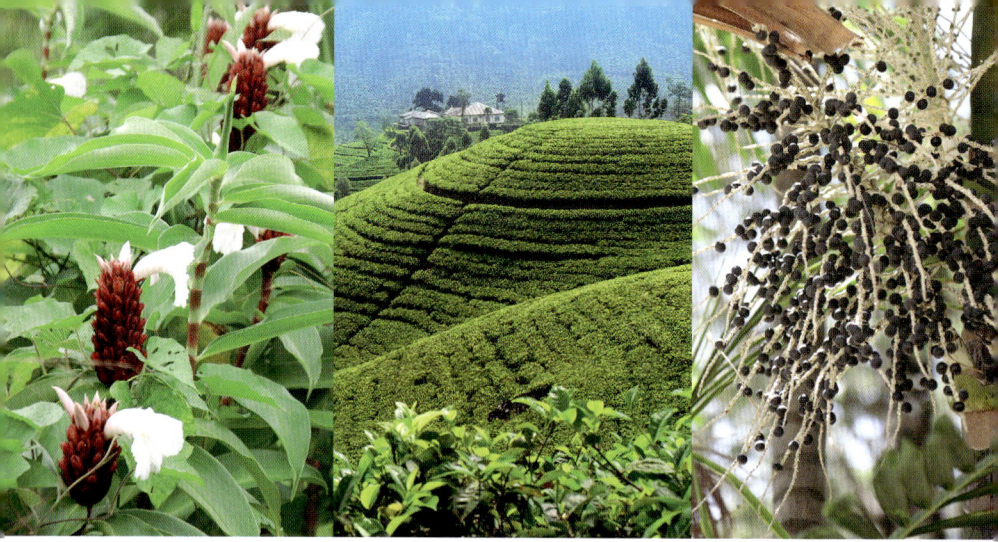

INHALT

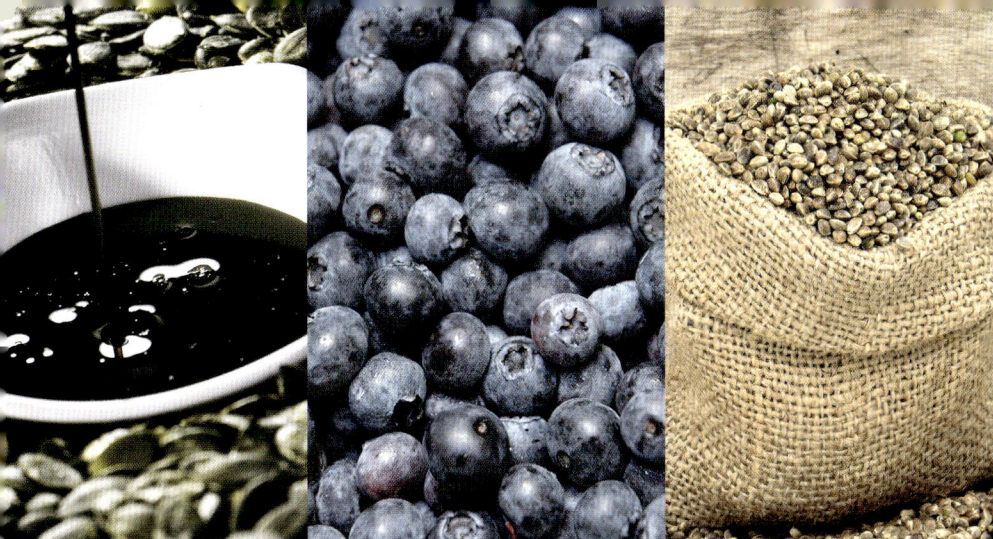

Fotos v. l. n. r.: fotolia/petrabarz, fotolia/rockermg, fotolia/lazyllama, Gemeinschaft Steirisches
Kürbiskernöl/Pixelmaker.at, Georg Innerhofer, fotolia/TwilightArtPictures

SUPERFOODS – WUNDERMITTEL DER NATUR?

Allgemein gesehen bezieht sich der Begriff „Superfoods" auf natürliche, möglichst unverarbeitete Lebensmittel, denen eine besonders hohe Nährstoffdichte und heilsame Wirkung nachgesagt wird. So verheißen Hersteller und überzeugte Fans für nahezu jedes Superfood eine beeindruckende Liste an Gesundheitsversprechen. Erstaunlich positive Auswirkungen auf das Wohlbefinden werden mit dem regelmäßigen Genuss dieser besonderen Lebensmittel in Verbindung gebracht.

Verantwortlich dafür sei die überaus reiche Fülle an Vital- und Nährstoffen, die in den Kraftpaketen in einzigartiger Kombination enthalten sein soll. Doch fragt man Wissenschaftler nach ihrer fachkundigen Meinung zu den Nährstoffwundern, so sind die Antworten meist ernüchternd.

Was ist von Superfoods tatsächlich zu halten? Betrachtet man die Produkte der Superfood-Familie, so stammen diese meist nicht aus heimischem Anbau und legen somit lange Transportwege zurück, bis sie in unseren Regalen landen. Das kann sich auf ihre Nährstoffdichte und somit die ernährungsphysiologische Wirkung niederschlagen, ganz bestimmt aber auf den ökologischen Fußabdruck. Mit der stetigen Nachfrage an diesen Produkten steigt somit die Umweltbelastung aufgrund des langen Transports, meist gepaart mit Flächenraub sowie menschenun-

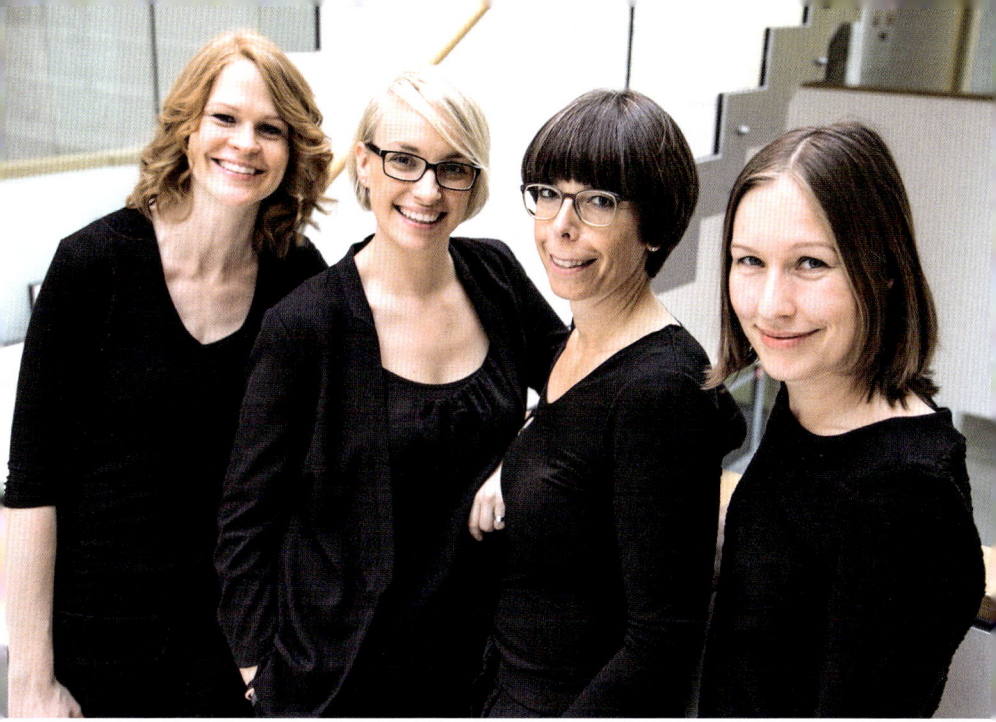

Foto: © Manfred Terler

würdigen Arbeitsbedingungen in den Produktionsländern. Diese Tatsachen stehen den angepriesenen positiven gesundheitlichen Effekten gegenüber. Hierbei stellt sich die Frage, ob „je exotischer" wirklich „desto besser" ist und nicht auch in heimischen Gefilden alles wächst, was wir brauchen und gut für uns ist.

Sind exotische Früchte tatsächlich notwendig, um unseren täglichen Nährstoffbedarf zu decken? Superfoods üben eine hohe Anziehungskraft aus – vor allem, wenn sie als Mittel gegen Krankheiten beworben werden. Zu den Vermarktungsstrategien gehört auch, die antioxidativen Kräfte dieser Wundermittel zu preisen. Der Grund hierfür: Viele

Erkrankungen werden mitverursacht durch oxidativen Stress, also durch freie Radikale.

Sind Superfoods also ein reiner Marketing-Gag? Nicht unbedingt, denn auch wenn sie keine Wunder vollbringen, sind die meisten Vertreter der Superfood-Liste reich an Nährstoffen, die gut tun, fit halten und damit gesundheitlich durchaus nicht wertlos sind.

Mit dem vorliegenden Buch geben wir einen Einblick in angepriesene Wirkungen, ernährungsphysiologisches Potenzial, Produktionsbedingungen und Transport exotischer Superfoods und stellen ihnen einige heimische Kraftbündel gegenüber. ■

KAPITEL 1

NACHHALTIGKEIT

DANIELA GRACH

NACHHALTIGKEIT IN DER ERNÄHRUNG

In der Kommunikation zum Thema Ernährung werden vorwiegend gesundheitliche Aspekte berücksichtigt, wobei jede Ernährungsweise auch direkt oder indirekt Einfluss auf die Umwelt und Gesellschaft ausübt. Globale Probleme wie Hunger, Armut und Umweltbelastungen stellen ein wachsendes Problem dar. Folgen des Klimawandels wie Überflutungen, Verlust der Biodiversität (Artenvielfalt in Flora und Fauna) oder Dürrekatastrophen sind weltweit spürbar. Zudem existieren soziale Unterschiede bei der Verteilung von Lebensmitteln und lebensnotwendigen Ressourcen wie Wasser und Anbauflächen.

Eine nachhaltige Ernährungsweise berücksichtigt gleichwertig sowohl ökologische und wirtschaftliche als auch soziale, gesellschaftliche und gesundheitliche Aspekte entlang des gesamten Ernährungssystems. In diesem Kapitel wird die Komplexität der Thematik dargestellt und Problemfelder wie auch Möglichkeiten zur positiven Umsetzung – mit Fokus auf Superfoods – aufgezeigt.

NACHHALTIGKEIT – EIN TREND?

Der Begriff „Nachhaltigkeit" fand innerhalb der letzten Jahrzehnte in ziemlich allen Lebensbereichen seinen Platz und ist seither in aller Munde. Eine allgemeingültige bzw. einheitliche Definition von Nachhaltigkeit existiert bislang nicht. Folgend wird versucht, die Begriffe „Nachhaltigkeit" und „nachhaltige Ernährung" zu definieren, um ein einheitliches Verständnis dazu sicherzustellen.

Zu Beginn des 18. Jahrhunderts tauchte das Wort „Nachhaltigkeit" erstmals in der Forstwirtschaft auf. Im Vordergrund standen neben den ökonomischen Zielen die ökologischen Bedingungen des Nachwach-

Die Zahlen in den Klammern verweisen auf die Literatur- und Quellenangaben am Ende jedes Kapitels.

sens der natürlichen Rohstoffe.[1] Im Jahr 1987 veröffentlichte die Brundtland Kommission (Weltkommission für Umwelt und Entwicklung) einen Bericht, in dem erstmals der Begriff „nachhaltige Entwicklung" formuliert und definiert wurde: „Nachhaltig ist eine Entwicklung, die den Bedürfnissen der heutigen Generation entspricht, ohne die Möglichkeiten künftiger Generationen zu gefährden, ihre eigenen Bedürfnisse zu befriedigen und ihren Lebensstil zu wählen."[2]

Bereits in den 1980er-Jahren schufen die deutschen Wissenschaftler Leitzmann und von Koerber mit der Konzeption der Vollwerternährung eine Grundlage zur Umsetzung einer nachhaltigen Ernährungsweise. Erst in den letzten Jahren wurde diese in der Ernährungswissenschaft berücksichtigt und von Ernährungsinstitutionen großflächig aufgegriffen.

Neben Gesundheits- und Genussaspekten wird in der Vollwerternährung auch die Verantwortung für ökologische, soziale und wirtschaftliche Bereiche miteinbezogen, um so einen Beitrag zu mehr globaler Nachhaltigkeit zu leisten. Hierbei werden sämtliche Einflüsse entlang der Wertschöpfungskette eines Lebensmittels, von der landwirtschaftlichen Erzeugung über die Verarbeitung, Verpackung, den Transport und Handel bis hin zu Verkauf, Verzehr und Abfallentsorgung berücksichtigt und bewertet.[3]

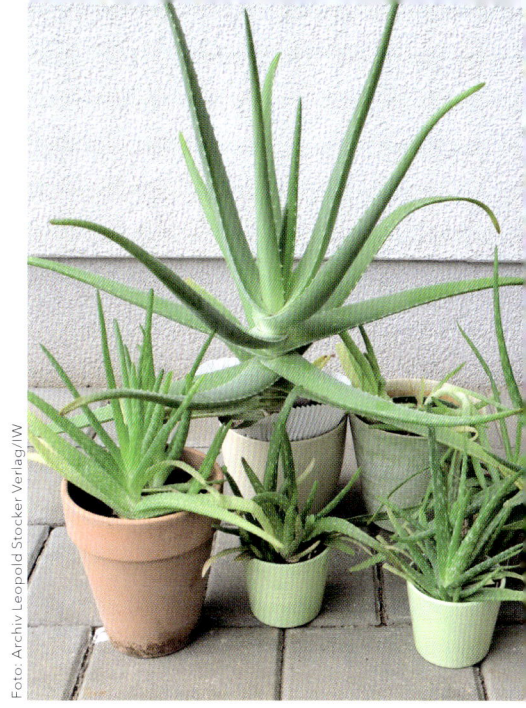

Foto: Archiv Leopold Stocker Verlag/IW

ÖKOLOGISCHE NACHHALTIGKEIT

Ökologische Nachhaltigkeit verfolgt das Ziel, die Umwelt und die Natur für künftige Generationen zu bewahren. Dies impliziert die Erhaltung der Artenvielfalt, den Klimaschutz und die Pflege von Kultur und Landschaftsräumen.[4]

Unsere Ernährungsweise hat direkte oder indirekte Auswirkungen auf die Umwelt, wobei die Umwelt wiederum die Qualität der Lebensmittel beeinflusst und diese folglich auf unsere Gesundheit positiv oder negativ wirken. Bei Betrachtung dieser komplexen Zusammenhänge wird deutlich, dass innerhalb des Ernährungssystems Umweltprobleme beim Anbau und bei der Erzeugung, Verarbeitung, Vermarktung und Zubereitung von Lebensmitteln sowie bei der Entsorgung von Verpackungsmaterialien und organischen Abfällen entstehen. Alle Schritte der Nahrungsmittelkette sollten möglichst emissionsarm und ressourcenschonend gestaltet werden, um schädigende Einflüsse zu vermeiden oder zumindest zu reduzieren. Ein hoher Verbrauch an Energie und Rohstoffen erfolgt zudem bei der Lagerung und beim Transport von Lebensmitteln. Hierbei stellen mögliche Schadstoffemissionen eine weitere Belastung für die Umwelt dar.[3]

Zu den bereits zahlreich eingetretenen Umweltschäden zählen die Belastung von Wasser (Meere, Seen, Flüsse, Grundwasser), Luft, Böden und daher auch von Nahrungsmitteln durch schädigende chemische und radioaktive Substanzen. Der Treibhauseffekt und die Zerstörung der Ozonschicht, das Waldsterben, eine stetige Abholzung von Wäldern, die Zerstörung von Böden durch Erosionen, Verdichtungen, Versalzungen bis hin zur Verwüstung oder Versteppung sind weitere Auswirkungen nicht nachhaltiger Nahrungsmittelproduktion. Als weltweite Folgen der Klimaveränderungen sind unter anderem das Schmelzen von Gletschern und Polarkappen, der Anstieg des Meeresspiegels, Unwetter, Dürrekatastrophen und Überflutungen zu beobachten. Der rasche Artenschwund bei Pflanzen und Tieren, die Überfi-

schung der Meere sowie die Abfallentsorgung sind weitgreifende, vielfach ungelöste Probleme. Diese Zerstörung der Lebensgrundlagen für Menschen, Tiere und Pflanzen sind großteils von Menschen der (finanziell) reichen Länder der Welt zu verantworten. Im Bereich der Landwirtschaft beginnt die Umweltproblematik bereits bei der Produktion von Pestiziden und Mineraldüngern aufgrund des hohen Energie- und Rohstoffverbrauchs sowie der Entstehung von Emissionen hierbei.[3]

Von den Folgen der Umweltbelastung sind derzeit vor allem Länder der südlichen Hemisphäre betroffen. Der Eigenanbau von Grundnahrungsmitteln ist oftmals aufgrund geschädigter oder unfruchtbarer Böden nicht mehr möglich, außerdem fehlt etwa das Geld für den Kauf von Lebensmitteln oder die Einnahmequelle aus landwirtschaftlichen Produkten. Daraus resultiert eine Verstärkung der Armut sowie der bestehenden Hungersituation in der Bevölkerung.

LEBENSMITTELTRANSPORTE – SUPERFOOD AUF LANGER REISE?

Der weltweite Transport von Lebensmitteln ist im Steigen. Die daraus resultierende Umweltbelastung hängt von der Entfernung sowie der Energieeffizienz der Transportmittel ab. Lastkraftwagen (LKW) verursachen durchschnittlich eine deutlich höhere Treibhausgasemission als die Bahn.

Dennoch wird der größte Anteil an Nahrungsmitteln per LKW transportiert. Besonders klimabelastend wirken Flugtransporte aufgrund ihrer geringen Energieeffizienz sowie der Emissionen, die in großen Höhen entstehen und eine um ein vielfaches schädlichere Wirkung als bodennahe Emissionen aufweisen: Der Transport per Flugzeug belastet die Atmosphäre um das Hundertfache stärker als ein Transport per Hochseeschiff![5]

Regionale Produkte können aufgrund kürzerer Transportwege somit einen Beitrag zum Klimaschutz leisten. Da jedoch auch der Transport mittels Kleinlieferwagen oder PKW klimabelastend wirkt, ist die Nutzung effizienter Vermarktungsstrukturen von Bedeutung. Dies gilt zudem auch für private Einkaufsfahrten mit dem Auto, welche die Klimabilanz der gekauften Lebensmittel erheblich verschlechtern. Die Treibhausgasemissionen können dadurch höher sein als durch Transporte im vorgelagerten Handel. Der Einkauf per Fuß, Fahrrad oder öffentlichen Verkehrsmitteln ist eine klimafreundliche Alternative.[5]

BIOLOGISCHE LANDWIRTSCHAFT

Im biologischen (ökologischen) Pflanzenbau wird auf energieaufwendig produzierte, synthetisch erzeugte Mineraldünger verzichtet, wodurch der Energieverbrauch sowie die Treibhausgasemissionen pro Hektar im Vergleich zur konventionellen Landwirtschaft durchschnittlich nur die Hälfte bis ein Drittel betragen.[6]

Die biologische Landwirtschaft gilt als die umweltschonendste Form. Grundlagen sind ein ganzheitliches und vernetztes Denken und möglichst geschlossene Betriebskreisläufe. So werden die natürlichen Ressourcen wie Boden und Wasser geschont. Folgend werden die wichtigsten Prinzipien dargestellt: Ein wichtiges Kriterium ist der geringe Einsatz von Fremdenergie. Es wird auf Mineraldünger verzichtet, da er in der Erzeugung sehr energieintensiv ist. Um Krankheiten, Schädlingen sowie Unkräutern vorzubeugen bzw. sie einzudämmen wird auf eine vielfältige Fruchtfolge, Nützlinge und passende Tierrassen geachtet. Der Boden wird nicht mit Kunstdünger genährt, sondern durch Naturdünger wie Kompost und Stallmist, der selbst am Hof anfällt, und durch die Bearbeitung des Bodens werden Bodennährstoffe aktiviert. Durch all diese Prinzipien wird die Umwelt weitgehend geschont.[7]

Klimaveränderungen haben bereits nachweislich die Nahrungsproduktion weltweit beeinträchtigt, wobei die derzeitige Lebensmittelproduktion wiederum negative Auswirkungen auf das Klima hat. Diese sich gegenseitig beeinflussenden Zusammenhänge bedürfen einer vermehrten wissenschaftlichen und gesellschaftlichen Beachtung. Eine klimagerechte Zukunft verlangt Veränderungen der gegenwärtigen Ernährungsweise, der globalisierten Agrarindustrie, der Lebensmittelproduktion sowie des derzeitigen Weltmarkts. Die Ernährungsweise von Menschen und die Nahrungsmittelproduktion sind maßgebliche Einflussfaktoren auf das Wirtschafts- und Alltagsleben und auf den Umgang mit natürlichen Ressourcen weltweit.[8]

FAZIT

Viele Vertreter aus der Superfood-Liste wie Acaibeeren, AFA-Algen, Chiasamen, Camu-Camu-Beeren, Macawurzel, Kokosnuss und andere benötigen weite Transportwege, um in unseren Regalen zu landen. Dies kann hohe Treibstoffemissionen und somit eine Mehrbelastung der Umwelt bedeuten. Auch die Art der Produktionsweise wie der Einsatz von Pestiziden bei Camu-Camu-Beeren, Gojibeeren, Grüntee u. a. oder die Abholzung von Wäldern schädigt die Umwelt. Der gesundheitliche Benefit dieser Superfoods ist somit kritisch zu hinterfragen. Die Wahl regionaler Produkte, bestenfalls aus biologischer Erzeugung, kann einen wertvollen Beitrag zum Umwelt- und Klimaschutz bedeuten.

SOZIALE NACHHALTIGKEIT

Weltweit haben Menschen die gleichen Grundbedürfnisse, wobei der Verbrauch an Energie und weiterer Ressourcen zur Erfüllung dieser unterschiedlich hoch ist. Die Steigerung der Lebensqualität sowie Fortschritte in vielen Lebensbereichen, vorwiegend in Industrieländern, wurde in vielen Fällen auf Kosten der Umwelt und natürlicher Ressourcen sowie teilweise durch Ausbeutung von Menschen erreicht.[11]

Soziale Nachhaltigkeit fordert für alle Menschen die gleichen gesellschaftlichen Möglichkeiten. Wesentlich ist ein sozialer Ausgleich, um dauerhaft eine zukunftsfähige, lebenswerte Gesellschaft zu etablieren.[4]

Weltweit existieren soziale Unterschiede bei der Verteilung von Lebensmitteln und lebensnotwendigen Ressourcen wie Wasser und Anbauflächen. Die Ursachen für die große Zahl der von Hunger Betroffenen sind vielschichtig, wobei die globale Wirtschaft, die Flächenkonkurrenz (zwischen Grundnahrungsmitteln und Exportgütern oder Bio-Treibstoffen) und die Folgen des Klimawandels eine entscheidende Rolle spielen.[9] Faire Bedingungen innerhalb der gesamten Lebensmittelproduktion und des Lebensmittelhandels bedeuten menschenwürdige Arbeitsbedingungen, gerechte Entlohnung, soziale Absicherung, angemessene

LITERATURQUELLEN

1. Glogowski S.: Ernährungslehre und Praxis. Nachhaltigkeit und Ernährung: Konzepte und Grundsätze in Deutschland. Ernährungs-Umschau; 9/2011.

2. Hauff V.: Unsere gemeinsame Zukunft. Der Brundlandt-Bericht der Weltkommission für Umwelt und Entwicklung. Greven, Eggenkamp Verlag; 1987.

3. Koerber K. Männle T., Leitzmann C.: Vollwert-Ernährung. Konzeption einer zeitgemäßen und nachhaltigen Ernährung. [11 edition] Stuttgart, Haug; 2012.

4. Leitzmann C.: Historische Entwicklung von Nachhaltigkeit und Nachhaltiger Ernährung; [Manuskript vom 22. 09. 2011] 2011.

5. Koerber K., Kretschmer J.: Ernährung und Klima. Nachhaltiger Konsum ist ein Beitrag zum Klimaschutz. In: Der kritische Agrarbericht 2009; Available from: http://www.bfeoe.de/fileadmin/Publikationen/vonKoerber_Kretschmer.pdf.

6. Claupein E., Hoffmann I.: Dimension Umwelt: wie sich Ernährung auf das Klima auswirkt. In: Hoffmann I. Schneider K., Leitzmann C. (editors): Ernährungsökologie. München, oekom verlag; 2009.

7. Bundesministerium für Land- und Forstwirtschaft, Umwelt und Wasserwirtschaft, Abteilung II/3 - Agrarumwelt (ÖPUL), Bergbauern und benachteiligte Gebiete, biologische Landwirtschaft. [Internet] 2015 [cited 2015 November 6]. Available from: https://www.bmlfuw.gv.at/land/bio-lw/bedeutung/was_bedeutet_bio.html].

8. Lemke H.: Klimagerechtigkeit und Esskultur oder „Lerne Tofuwürste lieben!" In: Ploeger A., Hirschfelder G., Schönberger G. (editors): Die Zukunft auf dem Tisch. Wiesbaden, VS Verlag für Sozialwissenschaften; 2011.

9. Koerber K., Leitzmann C.: Welternährung: globale Nahrungssicherung für eine wachsende Weltbevölkerung. Ernährungs-Umschau; 12/2011.

10. Rützler H., Reiter W.: Food Change: 7 Leitideen für eine neue Esskultur. Wien, Krenn; 2010.

11. Ottersdorf U.: Lage der Welt. Globale Probleme und deren Vernetzung. In: Hoffmann I. Schneider K., Leitzmann C. (editors): Ernährungsökologie. München, oekom verlag; 2009.

12. Koerber K., Leitzmann C.: Welternährung: eine globale Perspektive. In: Hoffmann I., Schneider K., Leitzmann C. (editors): Ernährungsökologie. München, oekom verlag; 2009.

13. Litwinschuh T.: Motivationsmuster nachhaltiger Ernährung. Eine qualitative Sozialstudie zur Umstellung des Konsums von konventionellen auf biologische Lebensmittel. Saarbrücken, AV Akademikerverlag; 2012.

14. Brunner K., Schönberger G. (editors): Nachhaltigkeit und Ernährung. Produktion, Handel, Konsum. Frankfurt und New York, Campus; 2005.

15. Hirschfeld J.: Dimension Wirtschaft. Externe Effekte und Kosten im Bereich Ernährung. In: Hoffmann I., Schneider K., Leitzmann C. (editors): Ernährungsökologie. München, oekom verlag; 2009.

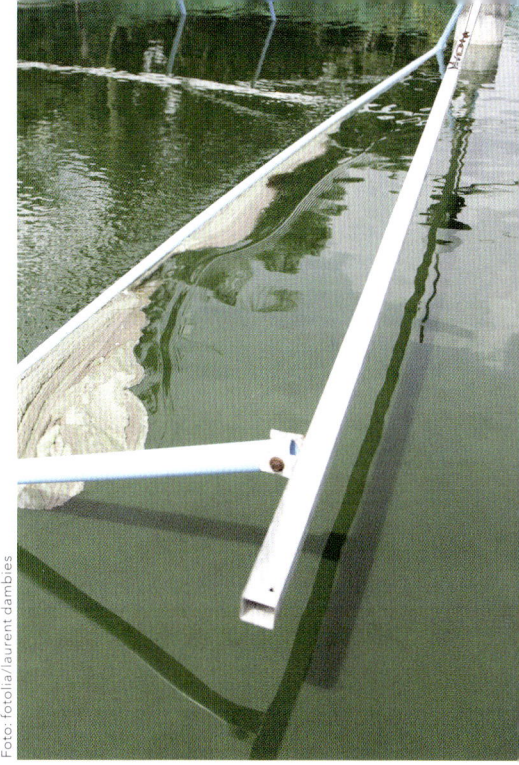

„Ernte" von Spirulina-Algen
(siehe S. 62).

(siehe S. 62).

Preise für sichere Lebensmittel sowie gleichberechtigte Zugangschancen zu Eigentums- und Nutzungsrechten bezüglich Wasser, Land, Saatgut und Bildung.[10]

Aufgrund des steigenden weltweiten Handels sind regional begrenzte Umwelt-, Gesellschafts- und Wirtschaftsprobleme zu globalen Problemen geworden, das bedeutet, Luftverschmutzung, Grundwasserkontamination und unkontrollierte Abfallentsorgung betrifft uns alle.

SUPERFOOD UND WELTHUNGERSITUATION?

Die Ursachen für die Welthungerproblematik sind sehr komplex und auf verschiedenste Weise miteinander vernetzt. Ein wesentlicher Punkt bei der Bekämpfung des Hungers sind mit Sicherheit gerechtere Weltwirtschaftsbedingungen zur Reduzierung der Armut in einkommensschwachen Ländern.

Darüber hinaus muss für die Bevölkerung in betroffenen Ländern die Erzeugung von nationalen Lebensmitteln vorrangig sein. Zusätzlich sind nachhaltige Maßnahmen gegen den Klimawandel und dessen Folgen sowie ein gewissenhafter Umgang mit vorhandenen Wasserressourcen anzustreben. Besonders wichtig sind auch der Zugang zu Bildung und eine Verbesserung der Situation von Frauen und Kindern.[12]

Foto: fotolia/laurent dambies

FAIR GEHANDELTE LEBENSMITTEL – FAIRE SUPERFOODS?

Für alle Beteiligten im Ernährungssystem ist der Lebensmittelhandel von Bedeutung. Derzeit sind Klein- und Mittelbetriebe meist benachteiligt. Die Gründe dafür sind vorhandene Machtstrukturen, die Globalisierung von Wirtschaftsbeziehungen und bestehende Wettbewerbsbedingungen. Durch wirtschaftspolitische Maßnahmen wie Subventionen oder Zölle profitieren vor allem Menschen in den reichen Industrieländern vom weltweiten Handel.[3]

Ethische und soziale Anliegen sind neben ökonomischen Ansprüchen Hauptaspekte eines gerechten Handels. Ziele sind menschenwürdige

Lebensbedingungen, Entwicklungs-chancen, mehr Selbstbestimmung, keine Ausbeutung, sondern humane Arbeitsbedingungen.[3]

Der faire Handel („Fair Trade") sieht sich als Handelspartnerschaft zur Förderung einer nachhaltigen Entwicklung für benachteiligte oder ausgeschlossene Produzenten. Maßnahmen hierzu sind bessere Handelsbedingungen durch Kampagnen und Bewusstseinsbildung. Ziele des fairen Handels sind eine Verbesserung des Einkommens der Produzenten, Förderung von Frauen und Ureinwohnern, Zugang zu Bildung und einer Krankenversorgung für benachteiligte Personengruppen, der Schutz von Kindern vor Ausbeutung in Produktionsprozessen (Kinderarbeit), die Stärkung des Bewusstseins von Konsumenten sowie Kampagnen zur Veränderung der Praktiken des konventionellen internationalen Handels. Der Schutz der Menschenrechte soll durch soziale Gerechtigkeit, umweltverträgliches Verhalten und wirtschaftliche Sicherheit gegeben sein.[3]

Um ökologische und gesundheitliche Aspekte zu berücksichtigen, sind standortabhängige Umweltschutzauflagen in den Produzentenverträgen deklariert (z. B. Wiederaufforstung, Abfallbeseitigung, Abwasserbehandlung u. a.). In den letzten Jahren gab es vermehrte Bemühungen, den ökologischen Landbau und den fairen Handel zusammenzuführen.

In den Kriterien des fairen Handels ist ein geringer Einsatz von Pestiziden zur direkten Gesundheitsschonung der beteiligten Personen sowie zum Schutz des Trinkwassers vorgeschrieben.[3]

Denn in Entwicklungsländern treten die meisten schweren Vergiftungen mit Pestiziden auf. Grund dafür ist der vielfach ungeschützte Einsatz von bedenklichen Pestiziden aufgrund mangelnder Aufklärung der Landarbeiter. Leichtere Vergiftungen zeigen sich in Symptomen wie Hautausschlägen, Schwindelanfällen, Durchfällen oder Atemproblemen und werden meist nicht publik.

FAZIT

Manche Superfoods wie Açaíbeeren, Grüntee, Kokosnuss und weitere werden häufig unter menschenunwürdigen Arbeitsbedingungen und zu niedrigsten Löhnen produziert. Auch ist der Flächenraub hinsichtlich der Produktion von Superfoods anstelle von Nahrungsmitteln für die Bevölkerung (Selbstversorgung) vor Ort zu hinterfragen. Oftmals entwickelt sich dadurch eine finanzielle Abhängigkeit von Konzernen. Daher sind fair gehandelte Produkte, z. B. Kakao, Grüntee, Chiasamen, Quinoa u. a. sowie regionale Superfoods wie beispielsweise heimische Speisepilze, Sanddorn usw. zu bevorzugen.

Von der Kakaobohne (siehe S. 45)
bis zur rohen Schokolade …

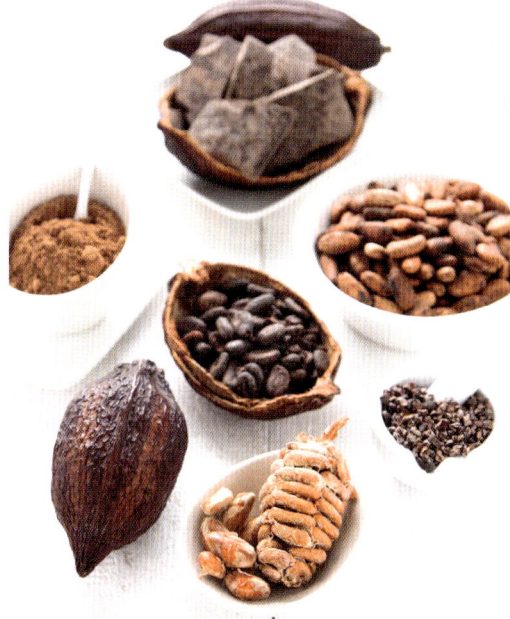

ÖKONOMISCHE NACHHALTIGKEIT

Ökonomische Nachhaltigkeit verlangt eine Wirtschaftsweise, die als dauerhafte Grundlage für Erwerb und Wohlstand für alle weltweit verfügbar ist. Im Mittelpunkt steht der Schutz wirtschaftlicher Ressourcen vor Ausbeutung. In der Umwelt- und Entwicklungspolitik wird der Begriff nachhaltige Entwicklung eingeführt, mit dem Ziel einer dauerhaften und gerechten Bewirtschaftung der Erde.[4]

Der Begriff Nachhaltigkeit ist auch eng mit der Thematik Globalisierung verbunden. Es gibt ökologische und soziale Herausforderungen, die durch wirtschaftliche Interessen weltweit verstärkt werden. Globale Probleme wie z. B. Umweltverschmutzung oder die Kluft zwischen Arm und Reich lassen sich durch Gesetze in einzelnen Staaten allein nicht lösen.[13] Was in der Bevölkerung gegessen wird sowie die Herstellung und Vermarktung dieser Lebensmittel haben vielfältige Auswirkungen auf Umwelt, Wirtschaft und Gesellschaft.[14]

EXTERNE KOSTEN IM BEREICH ERNÄHRUNG – WAS ZAHLEN WIR MIT?

Folgen der Umweltbelastung und des Klimawandels auf unsere Umgebung und Gesundheit sowie gesundheitliche Beeinträchtigungen aufgrund unmenschlicher Arbeitsbedingungen verursachen Kosten, diese werden als externe Kosten bezeichnet.

Negative Effekte und somit Kosten entstehen beispielsweise bei der Herstellung und dem Transport von Lebensmitteln, durch den Einsatz von Dünge- oder Pflanzenschutzmitteln sowie aufgrund der Verwendung von Futtermitteln, Gülle und Mist. Weitere Ursachen sind die Rodung von Waldflächen, der Abbau von Humusschichten und Erosion der Ackerböden durch Wind und Abschwemmung sowie der Transport von Agrarprodukten. Der Einsatz von Stickstoff- und Phosphordünger sowie Pflanzenschutzmitteln schädigt Böden, Grundwasser, Flüsse, Seen, Küstengewässer und Meere. Emissionen von Kohlendioxid, Methan und Lachgas haben Auswirkungen auf den Klimawandel und verursachen sauren

Regen. Die Verbreitung von gentechnisch veränderten Organismen geht mit einem Verlust von Artenvielfalt und Agrobiodiversität einher. Das bedeutet, die biologische Vielfalt der Ernährung und Landwirtschaft nimmt ab. Die dadurch entstehenden Kosten zur Behebung oder Minderung der Folgen und Schäden werden meist nicht von den Verursachern übernommen, sondern von den Betroffenen vor Ort. Die örtliche Bevölkerung muss für den Natur- und Gewässerschutz aufkommen oder die Kosten zur Wasseraufbereitung durch höhere Wasserpreise übernehmen. Menschen, die in Küstenregionen leben, müssen sich angesichts des ansteigenden Meeresspiegels zusätzlich absichern oder sich eine neue Unterkunft suchen. Würden alle diese externen Kosten real im Produktpreis mitberechnet werden, käme es eindeutig zu einer Preissteigerung. Tatsache ist, dass diese finanzielle Last derzeit von der Gesellschaft als Ganzes getragen wird und nicht von den jeweiligen Produzenten. Dies könnte ein Anreiz sein, um negative Umwelteffekte, auch in der Landwirtschaft, zu vermindern. [15] ■

FAZIT

Lebensmittel wie auch Superfoods haben ihren Wert. Daher sind qualitativ hochwertige, umweltschonend produzierte und gerecht gehandelte Superfoods zu bevorzugen, um externe Kosten möglichst gering zu halten. Regionale Produkte wie Aroniabeeren, Brennnessel, Kürbiskerne, Kren, Walnüsse, Giersch u. a. stellen auch hier eine optimale Alternative dar.

Der Handel reagiert auf Kundenwünsche, so waren beispielsweise Chiasamen vor zwei Jahren noch den wenigsten Konsumenten bekannt. Zurzeit gibt es einen Hype um Chiasamen, welche vielfach in Produkten verarbeitet und im Handel weit verbreitet sind. Würden wir vermehrt heimische und umweltschonend produzierte Superfoods im Handel verlangen, könnten wir einen positiven Trend dahingehend beeinflussen. Wir Konsumenten haben beim Einkauf von Lebensmitteln große Macht und können durch die Berücksichtigung der in diesem Kapitel genannten Punkte und durch konsequentes Handeln einen wertvollen Beitrag zur Nachhaltigkeit leisten.

KAPITEL 2

INHALTSSTOFFE UND WIRKUNG

MARLIES WALLNER

Die gesundheitliche und physiologische Wirkung pflanzlicher Lebensmittel geht nicht nur von Vitaminen und Mineralstoffen aus, sondern auch von den sogenannten sekundären Pflanzeninhaltsstoffen und den Ballaststoffen. Die Gesunderhaltung des Körpers steht hierbei im Fokus. Mögliche Wirkungsweisen reichen dabei vom Einfluss auf das Immunsystem bis hin zur Krebsprävention, oftmals durch die antioxidative Wirkung (Schutz vor reaktivem Sauerstoff) der einzelnen Inhaltsstoffe, aber nicht nur. Welche Inhaltsstoffe und Wirkungen im Zusammenhang mit Superfoods wichtig sind, soll in den nachfolgenden Kapiteln deutlich werden.

VITAMINE

Vitamine sind lebensnotwendige Substanzen, die in kleinen Konzentrationen wirksam sind und die der Körper selbst nicht herstellen kann. Sie sind notwendig, um die Funktion des Stoffwechsels aufrechtzuerhalten und werden in fett- und wasserlösliche Vitamine unterteilt. Die antioxidativ wirkenden Vitamine sind das fettlösliche Vitamin E (Tocopherol) und das wasserlösliche Vitamin C (Ascorbinsäure) und damit hier relevant.[1] Der Tagesbedarf an Vitamin E für einen gesunden Erwachsenen ist mit 12–15 mg Tocopheroläquivalent angegeben.[2] Vitamin C ist besonders empfindlich und wird durch unsachgemäße Behandlung (Licht, Hitze) und lange Lager- und Transportzeiten schnell abgebaut.[3] Der Tagesbedarf an Vitamin C liegt bei 100 mg für einen gesunden Erwachsenen.[2]

SEKUNDÄRE PFLANZENSTOFFE

Sekundäre Pflanzeninhaltsstoffe sind chemische Strukturen, die man vor allem in Pflanzen findet. Sie dienen als Abwehrstoffe, bestimmen aber auch die typischen Duft- und Farbstoffe von Pflanzenteilen mit. Schätzungen gehen von bis zu 100.000 unterschiedlichen Strukturen aus, diese sind in Gruppen einteilbar, alle zu nennen würde hier den Rahmen sprengen. Eine Auswahl an Substanzen, die v. a. antioxidativ und krebspräventiv wirken, werden im Folgenden intensiver beschrieben.[4] Die Gruppen der sekundären Pflanzeninhaltsstoffe sind in der nachstehenden Tabelle (siehe S. 20) mit ihren prominentesten Vertretern gelistet.

Catechine gehören zu den Polyphenolen und wirken möglicherweise vor allem antikanzerogen (vor Krebs schützend) und antioxidativ (siehe Tab. 1). Im grünen Tee etwa bleiben diese Polyphenole (z. B. Epicatechin, Epigallocatechingallat) erhalten, die im schwarzen Tee fermentiert bzw. oxidiert werden.[5] In Studien konnte eine Catechinaufnahme mit einem gesenkten Risiko für Herz-Kreislauf-Erkrankungen und Krebs in Verbindung gebracht werden.[6] Zwar sind

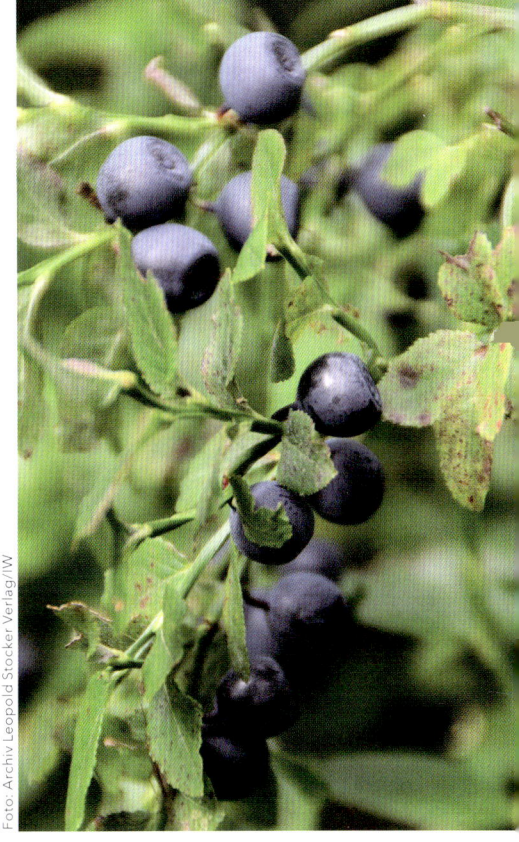

Foto: Archiv Leopold Stocker Verlag/IW

Die Waldheidelbeere ist ein heimisches Superfood, das jeder selbst pflücken kann!

77 % der Catechine in freier Form im Plasma vorhanden, dieses wird allerdings rasch verstoffwechselt und abgebaut.[5] Über die Wirkung dieser Abbauprodukte und chronisch hohen Dosierungen gibt es aber aktuell noch keine Langzeituntersuchungen.

Durch die empfohlenen fünf Portionen Obst und Gemüse pro Tag[7], die recht „bunt" (grün, rot, blau, gelb) ausgewählt werden sollen, nimmt man unterschiedliche Formen von Vitaminen und sekundären Pflanzeninhaltsstoffen in natürlicher Form auf.

Gruppen und Vertreter	Mögliche Wirkungsweisen									Vorkommen
	anti-kanzerogen	antimikrobiell	antioxidativ	antithrom-botisch	immun-modulierend	entzündungs-hemmend	blutdruck-regulierend	cholesterin-senkend	blutglucose-regulierend	
Flavonoide Quercetin Catechin	✓	✓	✓	✓	✓					Trauben, schwarze Ribisel, Aronia, Feige, Olive
Anthocyane Malvidin Cyanidin	✓		✓	✓						Brombeere, Zwetschke, Traube, Kirsche
Carotinoide a/ß-Carotin Lycopin Lutein	✓		✓		✓					Karotte, Marille, Tomate
Glucosinolate	✓	✓	✓		✓			✓		Kohl- und Krautarten, Raps
Monoterpene	✓									Basilikum, Thymian
Phenolsäuren Hydroxyzimtsäure Gallussäure Kaffeesäure	✓	✓	✓							Heidelbeere, Birne, Spinat, Kaffee
Phytoöstogene Isoflavone Lignane	✓		✓					✓		Klee, Hülsenfrüchte
Phytosterine Stigmasterin ß-Sitosterin	✓					✓				Rettich, Gurke, Spinat, Mangold, Kürbiskerne
Saponine Glycyrrhizin	✓	✓			✓	✓				Hülsenfrüchte, Kürbis, Gurke
Sulfide Alliin Allicin	✓	✓	✓	✓	✓	✓	✓	✓	✓	Senf, Knoblauch, Zwiebel

Tabelle 1: Vertreter der sekundären Pflanzenstoffe u. mögliche Wirkungsweisen (adaptiert nach[1, 4])

WOGEGEN WIRKEN VITAMINE UND SEKUNDÄRE PFLANZENSTOFFE?
Oxidativer Stress

In der Umwelt befinden sich viele Quellen, die schädlich auf den Körper wirken können. Darunter fallen Schadstoffe, Temperaturveränderungen, radioaktive und UV-Strahlung. Unter ihrem Einfluss werden im Körper gefährliche Oxidantien gebildet. Oxidativer Stress kann einerseits durch eine Schwächung des antioxidativen Systems oder andererseits durch eine Anhäufung von Oxidantien entstehen.[5]

Ist der Anteil an oxidativen Substanzen (u. a. freie Radikale) größer als die der antioxidativen Substanzen, dann spricht man von oxidativem Stress. Dieser Stress kann zu vielen Krankheitsbildern führen und bestehende noch verstärken. Die Wirkung von Antioxidantien kann also dabei helfen, Krankheiten erst gar nicht entstehen zu lassen.[3]

Freie Radikale, Antioxidantien und oxidativer Stress

Freie Radikale sind Moleküle und Atome, die instabil sind und durch eine Kettenreaktion weitere freie Radikale bilden können. Vorstufen dafür sind das bodennahe Ozon, aber auch Wasserstoffperoxid oder ungebundener Sauerstoff.[8]

Mögliche exogene (von außen stammende) Quellen für freie Radikale sind Zigarettenrauch, Autoabgase, Chemikalien, Medikamente und Nahrungsmittelrückstände wie Pestizide und Schwermetalle. Belastung durch Strahlentherapie und UV-Strahlung gehören ebenso zu Radikalquellen. Auch endogen (im Inneren des Körpers) können freie Radikale entstehen, einerseits bei der Zellatmung und andererseits bei immunologischen Prozessen zur Abwehr von Fremdkörpern wie Bakterien und Viren.[3]

Diese freien Radikale sind nicht nur an der Alterung beteiligt[9], sie können auch Auslöser für schwerwiegende Krankheiten sein, indem das Erbgut (DNA), körpereigene Lipide und Eiweiße geschädigt werden. Häufen sich diese Zellschäden an, kann es zu Krebs und Herz-Kreislauf-Erkrankungen kommen.[10] Aber auch andere Krankheiten und hohe körperliche Belastungen können zu einer vermehrten Radikalbildung führen.[11] Im Normalfall sind die Körperzellen in der Lage, mit Stress durch Oxidantien umzugehen und können die Zellmechanismen für Reparaturen selbst regulieren.[12]

Antioxidantien sind Stoffe, die freie Radikale neutralisieren und ihnen dadurch die schädigende Wirkung nehmen. Sie werden in exogene und endogene Quellen eingeteilt. Endogene Quellen sind Bilirubin, Plasmaproteine und Enzyme sowie Harnsäure. Zu den exogenen, also von außen zugeführten Antioxidantien zählen viele Vitamine und sekundäre Pflanzeninhaltsstoffe.[1]

Krebsprävention

Nur etwa 10 % aller Krebserkrankungen sind genetischer Natur. Vor allem Umwelt und Lebensgewohnheiten tragen intensiv zur Entstehung der restlichen 90 % bei. Krebsbedingte Todesfälle sind maßgeblich durch Ernährung, Tabak, Übergewicht, Alkohol und Infektionen mitbeeinflusst. In vielen Fällen könnte eine Krebserkrankung aktiv vermieden werden, wenn man die fleisch-, zucker- und fettlastige westliche Ernährungsweise in Industrienationen umstellen würde. Durch Anhebung des Obst-, Gemüse- und Getreidekonsums könnte gleichzeitig auch die Antioxidatien- und Ballaststoffaufnahme erhöht werden.[5]

Wie entsteht eigentlich Krebs?

Tumore entwickeln sich in einem sehr langen Zeitraum, der von Jahren über Jahrzehnte andauern kann. Dabei häufen sich veränderte genetische Informationen in Zellen an, sogenannte Schädigungen des Erbguts, die nicht bzw. nicht ausreichend repariert werden. Der Kontakt der Körperzellen mit freien Radikalen und weiteren krebserregenden Stoffen (Karzinogene) ist häufig Ausgangspunkt der Tumorentstehung.[5] Zu den potenziellen karzinogenen zählen Stoffe wie Acrylamid, das bei zu hohem Erhitzen von stärkehältigen Speisen (z. B. Pommes Frites) entsteht[13] oder auch Benzpyren aus Zigarettenrauch und stark Gegrilltem bzw. Getoastetem.[14] Besonders Vertreter der Vitamine und sekundären Pflanzenstoffe sind in der Lage, antioxidativ zu wirken. Dabei wird die Bildung reaktiver Moleküle verhindert bzw. die Reparatur von bereits eingetretenen Schäden verbessert.[5]
In Laborversuchen konnte gezeigt werden, dass Polyphenole gegen Erbgutveränderungen wirken.[14]

Es ist sehr wahrscheinlich, dass der Konsum von Obst und Gemüse das Risiko für verschiedene Krebsarten senken kann (z. B. Dickdarmkrebs, Lungenkrebs) und Strategien zur Erhöhung der Aufnahme daher sinnvoll sind.[15]

BALLASTSTOFFE

Ballaststoffe haben ihren Namen eigentlich zu Unrecht, wenn man von ihrer Bedeutung in der Ernährung ausgeht und die möglichen Folgen einer ballaststoffarmen Ernährung genauer betrachtet. Was kann man sich unter Ballaststoffen vorstellen? Sie kommen natürlich in Pflanzen vor und gehören chemisch gesehen zu den Kohlenhydraten.[5] Diese Stoffe gehen großteils unverändert durch den Verdauungstrakt, ohne dabei resorbiert, d. h. in den Organismus aufgenommen zu werden. Sie haben daher auch keinen Nährwert. Die Kombination aus mechanischen, chemischen und physikalischen Wirkungen machen die Ballaststoffe in der menschlichen Ernährung so wertvoll.

Grundsätzlich werden Quellstoffe und Füllstoffe (siehe Tab. 2) unterschieden.

Ballaststoffarten

Quellstoffe	Vertreter	Füllstoffe	Vertreter
Pektine	(unreifes) Obst, Gemüse	Cellulose	Vollkorngetreide, Kleie
resistente Stärke	wiederholt erhitzt z. B. aufgewärmte Erdäpfel	Hemizellulose	Vollkorngetreide, Kleie
Inulin	Porree, Knoblauch, Artischocken	Lignin	Vollkorngetreide, Kleie

Tabelle 2: Ballaststoffarten und ihre Vertreter[1, 3]

Quellstoffe

sind löslich, können Wasser binden und quellen dabei auf, was zu einem erhöhten Volumen im Magen und dort zu einer längeren Verweildauer führt. Das wiederum ist bedeutsam für eine schnellere Sättigung und eine verringerte Gesamtaufnahme von Essen und daher auch Kalorien bei einer Mahlzeit. Da diese Stoffe quellen, ist ausreichende Flüssigkeitsaufnahme beim Essen wichtig, um Völlegefühl (durch Dehnung des Magens) bzw. Verstopfung zu vermeiden.[3]

Diese löslichen Ballaststoffe können durch die natürlichen Darmbakterien abgebaut werden und hemmen das Wachstum schädlicher Mikroorganismen durch Säurebildung im Darm.[3] Ballaststoffe binden krebserregende Bestandteile und Gallensäuren im Stuhl, was zu einem verminderten Risiko für Darmkrebs führen bzw. auch den Cholesterinspiegel senken kann.[3, 5]

Füllstoffe

sind unlöslich, weshalb sie nur wenig Wasser binden. Ihre physiologische Wirkung ist eher mechanischer Natur. Ist der Nahrungsbrei erst einmal im Darm, kann dieser schneller weitertransportiert werden und erhöht das Stuhlvolumen. Der Kontakt des Darms mit krebserregenden Stoffen im Stuhl kann damit verkürzt werden und möglicherweise zu einem verminderten Darmkrebsrisiko führen.[3] Dies bestätigt auch eine umfangreiche Untersuchung (EPIC-Studie) in zehn europäischen Ländern mit über 500.000 Teilnehmern.[17]

Stickstoff wird gebunden und über den Stuhl ausgeschieden, nicht über die Nieren. Gleichzeitig wird das „schlechte" LDL-Cholesterin gesenkt, indem Gallensäuren gebunden und ausgeschieden wird. Cholesterin wird dann für deren Nachproduktion verwendet, und damit wird auch die Leber entlastet. Erhöhtes Stuhlgewicht (Schwerkraft) bringt eine kürzere Transitzeit mit sich und daher weniger Kontakt mit krebserregenden Stoffen. Trotz dieser Vorteile muss man bei der Aufnahme darauf achten, dass Ballaststoffe zu Blähungen und bei einer zu geringen Flüssigkeitsaufnahme zu Verstopfung (Obstipation) führen können.[3, 5]

Wie viele Ballaststoffe werden pro Tag in etwa benötigt?

Die Empfehlung liegt bei mindestens 30 g/Tag.[2] Tatsächlich liegt die tägliche Zufuhr in Österreich laut dem österreichischen Ernährungsbericht bei etwa 22 g und daher unter der Empfehlung.[16]

Vorschlag zur Deckung des Tagesbedarfs an Ballaststoffen

1 Portion Müsli (1 Handvoll)
2 Scheiben Vollkornbrot
1 Portion Krautsalat
1 Birne (mittel)
2 Karotten (mittel)

BEWERTUNG DER INHALTSSTOFFE UND AUFNAHME
Formen von Superfoods im Handel und ihre Bewertung

Viele exotische Superfoods sind in frischer Form auf dem österreichischen Markt kaum erhältlich. Häufig findet man sie als Nahrungsergänzungsmittel in getrockneter und dosierter Form (Tabletten, Kapseln, Pastillen, Pillen, Pulver, Ampullen sowie Lösungen und Säfte).[5]

Bei der Verarbeitung/Haltbarmachung von Superfoods hat die Temperatur einen großen Einfluss auf die Inhaltsstoffe. Der Gehalt an Polyphenolen und Flavonoiden ist höher, wenn Gefriertrocknung (niedrige Temperatur, Vakuum) angewandt wurde (im Gegensatz zu einer normalen Lufttrocknung). Bei Marillen, schwarzen Ribiseln und Zwetschken werden die sekundären Pflanzenstoffe durch Trocknung nicht beeinflusst, bei Trauben sehr wohl. Vitamin C reagiert empfindlich auf Lager- und Trocknungsvorgänge, vor allem bei steigenden Temperaturen. Ebenso gilt das für Vitamin E, wenn auch in geringerem Ausmaß.[18]

In Extrakten sind wichtige Komponenten des vollständigen Lebensmittels bzw. der Pflanze entfernt worden. Inhaltstoffe, vor allem antioxidativ wirkende Substanzen können reduziert, verändert und dadurch möglicherweise wirkungslos werden. Ebenso fehlen andere wertvolle Pflanzenbestandteile wie Ballaststoffe.

Messung der antioxidativen Kapazität in einem Lebensmittel

Wie man sehen kann, gibt es eine Vielzahl an antioxidativ wirkenden Substanzen in einem Lebensmittel. Um diese zusammenfassen zu können, misst man die Gesamt-Antioxidantien-Kapazität (TAC –Total Antioxidant Capacity). Aus analytischer Sicht gibt es mehrere Möglichkeiten, die antioxidative Kapazität zu messen. Einige Faktoren können diese Messungen auch beeinflussen wie z. B. die Komplexität des Lebensmittels. Der Vergleich einzelner Lebensmittel gestaltet sich also schwierig. Um Werte in Lebensmitteln tatsächlich vergleichen zu können, sollten diese zumindest mit derselben Methode gemessen worden sein.

Auswirkungen von isolierten Bestandteilen (Antioxidantien) oder ganzen Superfoods

Eine Untersuchung an Männern zeigt in der Gruppe, die zumindest 11 Jahre lang täglich Vitamine und Mineralstoffe als Präparat einnahmen, ein um 8 % niedrigeres Gesamtkrebsrisiko im Vergleich zur Placebogruppe. Der Anteil an Probanden mit einem gesundheitsbewussten Lebensstil war hier aber überdurchschnittlich hoch.[21] Eine Hochdosierung von Vitaminen und sekundären Pflanzenstoffen kann auch fatal sein. Unabhängig voneinander erhielten Raucher bzw. Raucher und Asbestarbeiter β-Carotin als Präparat verabreicht. Das erschreckende Ergebnis war, dass die Lungenkrebsrate entgegen den Erwartungen gestiegen ist. Eine Studie wurde sogar vorzeitig abgebrochen.[22–24] Der Lebensstil kann die Auswirkungen von antioxidativ wirkenden Präparaten also maßgeblich mitbeeinflussen. Ebenso können die Auswirkungen auf eine mögliche (noch unerkannte) Erkrankung nicht absehbar sein.

Zur Verminderung des Krebsrisikos wird neben der Aufnahme von Obst und Gemüse auch auf den Verzicht auf Nahrungsergänzungsmittel ohne speziellen Bedarf hingewiesen.[5]

Ein besonderer Fall ist ein in die Kategorie Superfoods fallendes Produkt aus Polynesien, die Nonifrucht. Der Geschmack und Geruch soll wenig attraktiv sein, sodass diese an Nährstoffen reiche Frucht am ehesten in Notzeiten verzehrt wurde. Eine Sicherheitsbeurteilung in den USA zur Markteinführung von Nonifrucht-Produkten zeigte in Tierexperimenten keine toxischen Effekte. Auch in der EU sind diese Produkte mittlerweile verfügbar. Allerdings wurde in Fallstudien ein möglicher Zusammenhang zwischen Nonisaft sowie Nonipüree und negativen Auswirkungen auf die Leber beschrieben. Es könnte sein, dass manche Personen hier sensibler reagieren. Um einen ursächlichen Zusammenhang zu belegen, reicht laut EFSA die Datenlage allerdings nicht aus.[5]

Viele Ergebnisse stammen aus Zellkultur- oder Tierexperimenten und sind daher schwer auf den menschlichen Organismus übertragbar. Auch Langzeitstudien fehlen noch, weshalb man bei der Bewertung und beim Konsum von isolierten Präparaten sehr vorsichtig sein sollte. ∎

FAZIT

Bei einer gesunden Person kann eine abwechslungsreiche und vielfältige Auswahl heimischer Lebensmittel, da sind sich viele Experten einig, den Bedarf an wichtigen Nähr- und Wirkstoffen decken, sodass auf zusätzliche Aufnahme von isolierten Präparaten verzichtet werden kann.

Durch die Aufnahme isolierter Präparate oder hoher Dosen eines spezifischen Lebensmittels kann es sogar zu gesundheitlichen Problemen kommen, v. a. wenn schon eine Erkrankung besteht. Mit natürlichen Lebensmitteln und einer abwechslungsreichen Ernährung kann es nur schwer zu Überdosierungen kommen, da Wirkstoffe in natürlichen Konzentrationen enthalten sind.

Die Empfehlung lautet daher: Frische Lebensmittel bzw. nur wenig verarbeitete bevorzugen, so „bunt" wie möglich und dazu noch heimisch. Extra Superfoods aus fernen Regionen müssen dabei nicht unbedingt auf dem Speiseplan stehen, wenn man die Vielfalt regionaler Superfoods nutzt.

LITERATURQUELLEN

1. Ebermann R., Elmadfa I.: Lehrbuch Lebensmittelchemie und Ernährung: Vienna, Springer-Verlag; 2011.
2. Nährstoffzufuhr ARfd. Referenzwerte für die Nährstoffzufuhr. Umschau; 2012.
3. Elmadfa I., Leitzmann C.: Ernährung des Menschen. Ulmer; 2004.
4. Nowitzki-Grimm S., Biesalski H. K., Grimm P.: Taschenatlas Ernährung. Thieme; 2015.
5. Haller D., Grune T., Rimbach G.: Biofunktionalität der Lebensmittelinhaltsstoffe, Berlin Heidelberg, Springer; 2012.
6. Cabrera C., Artacho R., Gimenez R.: Beneficial effects of green tea-a review. Journal of the American College of Nutrition; 2006.
7. e.V. aT. http://www.5amtag.de/ [cited 2016 15.02.2016].
8. Leitzmann C., Müller C., Michel P., Brehme U., Triebel T.: Ernährung in Prävention und Therapie: Ein Lehrbuch. Hippokrates-Verlag; 2009.
9. Liochev S. I.: Which is the Most Significant Cause of Aging? Antioxidants. 2015.
10. Evans M. D., Dizdaroglu M., Cooke M. S.: Oxidative DNA damage and disease: induction, repair and significance. Mutation research; 2004.
11. Trapp D., Knez W., Sinclair W.: Could a vegetarian diet reduce exercise-induced oxidative stress? A review of the literature. Journal of sports sciences; 2010.
12. Poljsak B., Suput D., Milisav I.: Achieving the balance between ROS and antioxidants: when to use the synthetic antioxidants. Oxidative medicine and cellular longevity; 2013;
13. Jakobsen L. S., Granby K., Knudsen V. K., Nauta M., Pires S. M., Poulsen M.: Burden of disease of dietary exposure to acrylamide in Denmark. Food and chemical toxicology. An international journal published for the British Industrial Biological Research Association; 2016.
14. Russell G. K., Gupta R. C., Vadhanam M. V.: Effect of phytochemical intervention on dibenzo[a,l]pyrene-induced DNA adduct formation. Mutation research; 2015.
15. Vanamala J.: Food Systems Approach to Cancer Prevention. Critical reviews in food science and nutrition; 2015.
16. Elmadfa I.: IfE, Gesundheit ÖBf. Österreichischer Ernährungsbericht 2012: Bundesministerium für Gesundheit; 2012.
17. Bingham S. A., Day N. E., Luben R., Ferrari P., Slimani N., Norat T., et al.: Dietary fibre in food and protection against colorectal cancer in the European Prospective Investigation into Cancer and Nutrition (EPIC): an observational study. Lancet; 2003.
18. Caballero B., Finglas P., Toldrá F.: Encyclopedia of Food and Health: Elsevier Science; 2015.
19. Zulueta A., Esteve M. J., Frígola A.: ORAC and TEAC assays comparison to measure the antioxidant capacity of food products. Food Chemistry; 2009;
20. Pellegrini N., Serafini M., Colombi B., Del Rio D., Salvatore S., Bianchi M., et al.: Total antioxidant capacity of plant foods, beverages and oils consumed in Italy assessed by three different in vitro assays. The Journal of nutrition; 2003.
21. Gaziano J. M., Sesso H. D.: Multivitamins for cancer prevention in men-reply. Jama; 2013.
22. Omenn G. S., Goodman G. E., Thornquist M. D., Balmes J., Cullen M. R., Glass A., et al.: Effects of a combination of beta carotene and vitamin A on lung cancer and cardiovascular disease. The New England journal of medicine; 1996.
23. Mayne S. T.: Beta-carotene, carotenoids, and disease prevention in humans. FASEB journal: official publication of the Federation of American Societies for Experimental Biology; 1996.
24. Mayne S. T., Handelman G. J., Beecher G.: Beta-Carotene and lung cancer promotion in heavy smokers-a plausible relationship? Journal of the National Cancer Institute; 1996.

EXOTISCHE SUPERFOODS

CAROLINE SCHLINTER

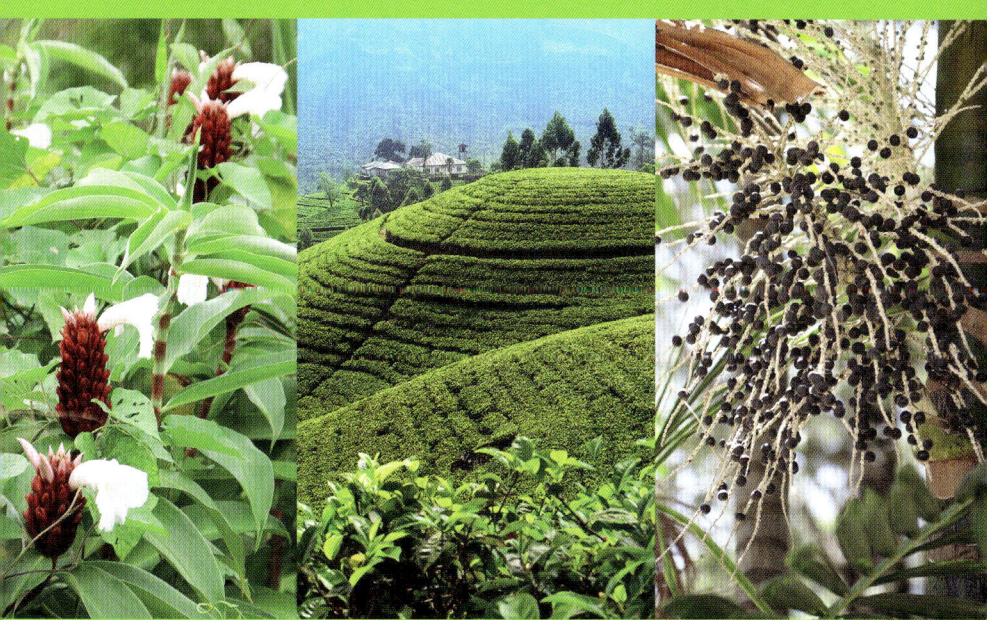

Fotos v. l. n. r.: fotolia/petrabarz, fotolia/rockermg, fotolia/lazyllama

AÇAÍBEERE

Die Açaíbeere gilt als Wunderbeere, die schön, schlank und jung machen soll. Die vielgepriesene Mischung der wirkungsvollen Nährstoffe macht sie zum beliebten Anti-Aging-Mittel für Haut und Hirn. Eine Internetsuche mit der Kombination der Begriffe „Açaí" und „Antioxidans" liefert auf Google.com derzeit rund 790.000 Treffer.

GESUNDHEITLICHE WIRKUNG

Ihre gesundheitliche Wirkung beruht zum größten Teil auf den enthaltenen Farbstoffen, den Flavonoiden und auf den sogenannten Anthocyanen, die zur Gruppe der Antioxidantien zählen. Laut dem ORAC-Wert enthält die Açaíbeere von allen Früchten den höchsten Gehalt an Anthocyanen (siehe Kasten auf S. 29). Diesen

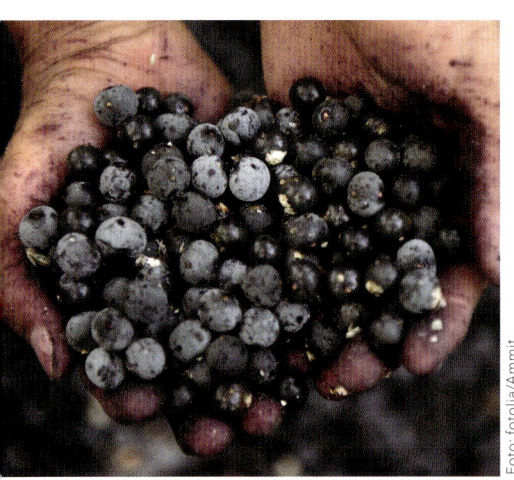

Foto: fotolia/Ammit

Anthocyanen wird eine zellschützende Wirkung und somit eine Funktion als freie Radikalfänger nachgesagt, wodurch sie in der Krebsforschung oft ihren Einsatz finden.[1] Sie sollen maßgeblich an der Ankurbelung des Immunsystems sowie der damit verbundenen Verlangsamung des Alterungsprozesses beteiligt sein und bieten eine Schutzwirkung für Herz und Gehirn, wodurch sie das Risiko, an Alzheimer und Parkison zu erkranken, minimieren. Dank des hohen Gehalts an ungesättigten Fettsäuren spielt die Beere eine wichtige zellschützende Rolle für Herzfunktionen.[2]

Leider muss auch gesagt werden, dass die angepriesenen Heilwirkungen der Açaíbeere bisher nicht durch Studien am menschlichen Körper, sondern nur in Zellkulturen nachgewiesen sind. Bis die gesundheitlichen Wirkungen der Açaíbeere als „Superfood" tatsächlich wissenschaftlich bewiesen sind, erscheint es sinnvoller, kostensparender und sicherer, andere Früchte und Gemüsesorten als Quellen für Antioxidantien heranzuziehen.[3]

ANBAU

Die Açaíbeere ist die Frucht der Kohlpalme (*Euterpe oleracea*, *Palmae*, engl. Acaiberry, Foto siehe S. 27 r.), die in Mittel- und Südamerika heimisch ist und aufgrund der in letzter Zeit stark gestiegenen Nachfrage auch kultiviert wird. Der Anbau und die Ernte der

Wunderfrucht finden unter härtesten Bedingungen statt, da sich das Klima vor Ort mit einer Sauna vergleichen lässt. Die Erntearbeiter pflücken durch barfüßiges Auf- und Abklettern an den Bäumen – natürlich ohne jegliche Sicherung – die Trauben mit den reifen Beeren von den 20 Meter hohen Açaípalmen. Mit Booten, Bussen und Fähren werden diese in Fabriken transportiert, wo aus der wertvollen Açaíbeere durch mehrere Reinigungs- und Zerkleinerungsprozesse ein Brei gewonnen wird, der von dort per Flugzeug in alle Welt transportiert wird, um weiterverarbeitet zu werden.[4]

FORM DER VERABREICHUNG

Die Einheimischen im Amazonasgebiet sind es gewöhnt, die Beeren als Brei zu jeder Mahlzeit zu essen. Da dies für uns leider nicht möglich ist, wird das weiterverarbeitete Produkt in Form von Pulver, Kapseln, Fruchtmark oder Saft verkauft. Die auf dem Markt befindlichen Produkte variieren sehr stark hinsichtlich der Menge an enthaltenen Açaíbeeren und anderen Bestandteilen. Es sollte nur auf Produkte mit 100 % reinsten, gefriergetrockneten Açaíbeeren zurückgegriffen werden. Zusatzstoffe wie Zucker, Zuckeraustauschstoffe und Koffein erschweren nicht nur die Dosierung, sondern können bei einer Überdosierung auch ein gesundheitliches Risiko darstellen. Bei leider allzu vielen Produkten aus Açaíbeeren handelt es sich um nicht gefriergetrocknete oder zu niedrig dosierte Produkte.

DOSIERUNG

Beim Verzehr von Açaíbeeren gibt es bislang keine empfohlene Obergrenze. Für Produkte aus den Beeren werden jedoch empfohlene Tagesmengen angeführt, die für Pulver bei 2–5 g, für Kapseln (je nach Hersteller) bei 1–2 Stück, für Fruchtmark bei 100 g und für Saft bei 50 ml pro Tag liegen. ∎

DER ORAC-WERT

Die antioxidative Kapazität eines Nahrungsmittels wird als sogenannter ORAC-Wert angegeben (engl. für Oxygen Radical Absorbance Capacity, also die Fähigkeit zum Abfangen von Sauerstoffradikalen). Je höher der ORAC-Wert ist, desto besser und stärker ist die antioxidative Wirkung des gemessenen Produktes.

Der ORAC-Wert wird mittels einer „in-vitro-Bestimmung" ermittelt. In einem Reagenzglas werden freie Radikale und die zu untersuchende Probe zusammengeführt. Wissenschaftler kritisieren unter anderem genau diese „in-vitro-Bestimmung". Es stellt sich die Frage, inwieweit sich diese Werte auf den Menschen übertragen lassen, da zu viele Faktoren eine Rolle bei der Verwertung von Stoffen im menschlichen Körper spielen.

AFA-ALGE

Als Urnahrung, Wunderwaffe der Natur und grünes Manna wird die blaugrüne Süßwasseralge AFA *(Aphanizomenon flos-aquae)* beworben. Mediziner halten jedoch wenig von der versprochenen Wirkung dieses Nahrungsergänzungsmittels, denn es ist fraglich, was tatsächlich in den kleinen Pillen und Pülverchen steckt.

GESUNDHEITLICHE WIRKUNG

Neben etwa 70 % Eiweiß besteht das getrocknete Produkt aus rund 12–20 % Kohlenhydraten und 2–6 % Fett. Befürworter heben vor allem den hohen Gehalt an Vitaminen, Mineralstoffen, Fettsäuren, Aminosäuren und Chlorophyll hervor. Das Pigment Chlorophyll, das der Pflanze die grüne Farbe verleiht und ihr den Ruf des Antioxidans verleiht, soll die Blutbildung unterstützen und wird oftmals in Zusammenhang mit der Behandlung von Leukämie sowie Haut- und Leberkrebs gebracht. Durch Tierversuche konnte eine Wirkung von Chlorophyll auf krebsauslösende Verbindungen (wie etwa Acrylamid) festgestellt werden, wohingegen die Studienlage für Untersuchungen am Menschen bislang sehr dürftig ausfällt.[6] Als nennenswert zu betrachten ist die AFA-Alge hinsichtlich ihres Gehalts an Phycocyanin, also jenem sekundären Pflanzenstoff, der sich für die intensive, blaugrüne Farbe und für die antioxidative Wirkung

verantwortlich zeigt.[7] Mehr Energie, Lebensfreude und Schutz vor zahlreichen Erkrankungen wie Osteoporose, Krebs und Alzheimer versprechen die kleinen, blaugrünen AFA-Algen-Tabletten. Auch Allergien, Hautprobleme, Übergewicht, Hormonstörungen und Schwermetallbelastung lassen sich angeblich damit erfolgreich behandeln.[8]

Leider liest man nur selten davon, dass AFA-Algen toxische Substanzen wie Schwermetalle und Pestizide akkumulieren und enthaltene Cyanobakterien starke Gifte synthetisieren können.[9]

ANBAU

Die blau-grüne AFA-Alge, die botanisch gesehen eigentlich zu den Cyanobakterien zählt, wächst im Klamath Lake in Oregon und wird somit wie auch Spirulina und Chlorella den Süßwasseralgen zugeordnet. Anders als ihre beiden tropischen Verwandten wird die AFA-Alge nicht gezüchtet, sondern wild aus dem Gebirgssee geerntet. Die Algen werden abgefischt, anschließend gewaschen, gefiltert und je nach Hersteller sprüh- oder gefriergetrocknet.

FORM DER VERABREICHUNG

Die AFA-Alge ist meistens in Form von Pulver, Presslingen, seltener auch in flüssiger Form erhältlich. AFA-Algen-Pulver kann einfach in Wasser,

Smoothies, Shakes und Salatdressings gerührt werden. AFA-Algen-Präparate sind immer wieder in Verruf geraten, da sie im selben Gewässer wie andere, nicht essbare, giftige Algen wachsen und somit Bedenken aufkommen, dass es während der Ernte zu einer Kontamination kommen könnte. Bei einer Untersuchung verschiedener Algen-Produkte wurden bei AFA-Algen-Präparaten Spuren giftiger Microcystine gefunden, die Leber, Nieren und Gehirn schädigen können. Zudem stuft sie die Weltgesundheitsorganisation als möglicherweise krebserregend ein, weshalb selbst Spuren bei langfristiger Einnahme als gefährlich angesehen werden. So verfügt keines der in Österreich und Deutschland erhältlichen Algenprodukte über eine Zulassung als Arzneimittel.[10]

DOSIERUNG

Die AFA-Alge kann bei einer zu hohen Dosis zu Vergiftungsreaktionen wie Kopfschmerzen, Übelkeit und Durchfall führen, weshalb es wichtig ist, sich an die empfohlene Tagesdosis von maximal 2–4 g für Erwachsene zu halten. Als therapeutische Dosis werden oftmals 8–10 g und für den Hochleistungssport sogar bis zu 12 g pro Tag empfohlen. ∎

AFA-ALGEN: RISIKEN

Als besorgniserregend bewerten Experten die Aussage, dass AFA-Algen-Produkte eine sinnvolle und natürliche Alternative zu einer ärztlich verordneten medikamentösen Therapie bei Aufmerksamkeits-Defizit-Hyperaktivitäts-Syndrom (ADHS) oder Alzheimer sein sollen. Das Bundesinstitut für gesundheitlichen Verbraucherschutz und Veterinärmedizin (BgVV) und das Bundesinstitut für Arzneimittel und Medizinprodukte (BfArM) warnen, dass es für derartige medizinische Wirkungen angebotener AFA-Algen-Produkte keinerlei wissenschaftliche Belege gibt.[11]

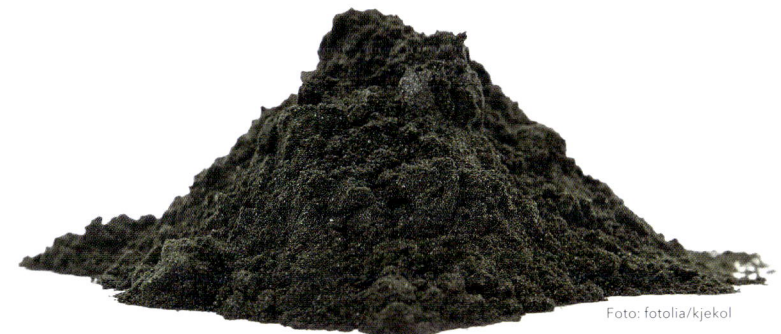

Foto: fotolia/kjekol

ALOE VERA

Bereits die alten Ägypter haben die Vorzüge der Aloe Vera entdeckt, ihnen verdanken wir auch die meisten Zuchtformen dieser Pflanze. Schätzungen zufolge gibt es etwa 360 verschiedene bekannte Pflanzenspezies, von denen die *Aloe barbadensis*, auch *Aloe vera*, am weitesten verbreitet ist.[12]

GESUNDHEITLICHE WIRKUNG

Das essbare Aloe Vera Gel besteht zu 96 % aus Wasser, während in den restlichen 4 % bisher 75 bekannte Inhaltsstoffe nachgewiesen werden konnten (Vitamin A, C, und E als bekannte Antioxidantien sowie verschiedene Mineralstoffe, Aminosäuren, Enzyme und sekundäre Pflanzenstoffe).[13] Äußerlich angewendet durchfeuchtet und regeneriert Aloe Vera die Haut, weshalb sie zur Genesung bei Sonnenbrand, allergischen Reaktionen und Hautkrankheiten eingesetzt wird.[14] Die genannten Eigenschaften beruhen zu einem Großteil auf den immunstärkenden Polysacchariden, der entzündungshemmenden Salicylsäure und Aloesin, einem Wirkstoff, der als hochwirksamer Radikalfänger gilt.

Innerlich angewendet stärkt Aloe Vera die Abwehrkräfte und Blutgefäße und trägt sowohl zur Senkung des Blutzuckers als auch der Bluttfettwerte bei, wodurch das Risiko für den Ausbruch von Herz-Kreislauf-Erkrankungen gesenkt werden könnte.[15, 16]

ANBAU

Die Aloe Vera wächst wild in tropischen und subtropischen Gegenden. Doch auch in unseren Breitengraden wird die Züchtung von Aloe Vera immer beliebter, da man so nicht auf importierte Produkte zurückgreifen muss, sondern die eigene Topfpflanze zur äußerlichen Anwendung direkt einsetzen kann. Betrachtet man die große Anzahl der Länder, die Aloe-Vera-Gel exportieren (z. B. die USA, Zentral- und Südamerika, China, Indien, Afrika, die Karibik sowie Australien und Asien), so wird deutlich, dass Anbau und Produktion ein gut florierender Wirtschaftszweig geworden sind.

FORM DER VERABREICHUNG

Aloe Vera wird meist in Form von Gel, Cremes und Lotions oder für die innerliche Anwendung als Saft angeboten. Das Gel besteht zu 96 % aus Wasser und Polysacchariden, vor allem dem Hauptwirkstoff Acemannan. Einen wesentlichen Unterschied bei der Herstellung von Aloe-Vera-Gel oder -Saft macht es, welche der drei Schichten (Blattrinde, Blattharz, Blattmark) des Aloe-Vera-Blattes verwendet wird. Das Blattharz enthält die beiden Stoffe Aloin und

Emodin, die stark verdauungsfördernde Wirkung aufweisen und darüber hinaus auch im Verdacht stehen, potenziell kanzerogen zu wirken, Irritationen im Darm zu verstärken und Leber und Niere zu belasten.

Viele Hersteller und Anbieter von Aloe-Vera-Saft dehydrieren das Gel im Erzeugungsland zu Granulat, um dieses anschließend kostengünstig transportieren zu können. Vor der Abfüllung in Flaschen wird dieses dann mit dem lokalen Leitungswasser wieder aufgemischt. Diese Produkte erkennt man sehr einfach: Der Saft ist klar bis milchig trüb. Bei hochwertigem Aloe Vera Gel kann man die Pflanzenfaserstoffe im Gel gut erkennen.

DOSIERUNG

Die maximal empfohlene Tagesdosis wird mit einer Menge von 30–60 ml (Säfte) bzw. 40 mg (Gel) angegeben. Um auch wirklich in den Genuss der wirkungsvollen Inhaltsstoffe zu kommen, ist es für den Endverbraucher von Aloe-Vera-Produkten wichtig, beim Kauf darauf zu achten, Bioprodukte zu erwerben und bei äußerlicher Anwendung der frischen Aloe Vera den Vorzug zu geben. Wer die Aloe Vera aus dem eigenen Garten direkt anwenden möchte, schneidet einfach ein Blatt glatt ab und streicht das Gel und den Saft direkt auf die Haut. ∎

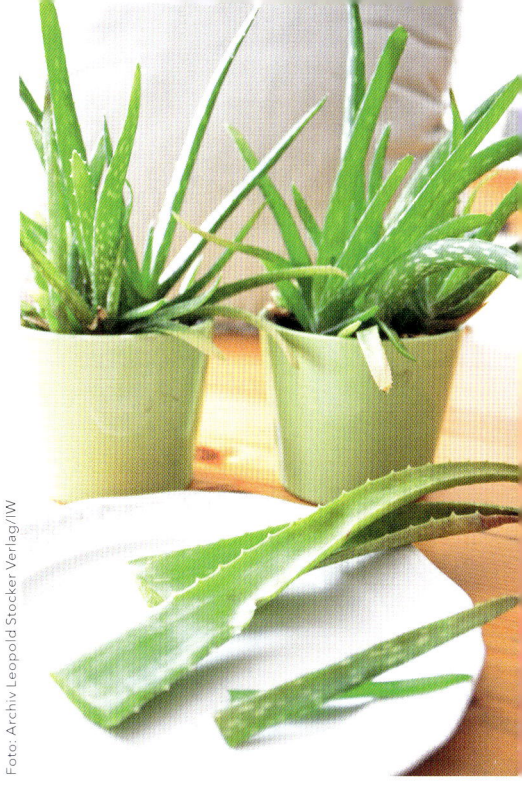

Foto: Archiv Leopold Stocker Verlag/IW

GÜTESIEGEL

Das Wirkungsspektrum der Aloe Vera scheint laut Werbung schier grenzenlos zu sein. Wo aber Glaube wissenschaftliche Beweise ersetzt, sind unseriöse Händler nicht fern. Am Verkauf überteuerter Aloe-Produkte verdienen sie kräftig – vor allem durch den Vertrieb über das Internet oder über selbstständige Berater. Wer auf Aloe Vera als traditionelles Heil- und Pflegemittel setzt, sollte beim Kauf wachsam sein, da es sich oftmals um qualitativ minderwertige Produkte handelt. Für kontrollierte Rohware und Verarbeitung bürgt das Gütesiegel der IASC (International Aloe Science Council).

AVOCADO

Die Avocado (*Persea americana*) hat ihren Ursprung in Mexiko, Zentral- und Südamerika und wurde bereits 500 v. Chr. in Südmexiko von den Azteken kultiviert. Durch die spanischen Eroberer kam die Riesenbeere nach Europa und später in die USA.

GESUNDHEITLICHE WIRKUNG

Durch die besondere Fettzusammensetzung der Avocado, die durch einen hohen Gehalt an einfach ungesättigten Fettsäuren charakterisiert ist, spielt sie eine besondere Rolle im Fettstoffwechsel, da sie die Aufnahme fettlöslicher Vitamine aus verschiedenen Lebensmitteln verbessert. Werden Lebensmittel wie Karotten oder Tomaten, die Beta-Carotin enthalten, gemeinsam mit Avocados gegessen, kann das Beta-Carotin 2,4-mal besser aufgenommen werden. Außerdem vervierfacht sich die Umwandlung in Vitamin A aus der Vorstufe im Körper.[18]

Die Unterstützung der Avocado für die Gesundheit von Herz und Blutgefäßen mag hinsichtlich des hohen Fettgehalts von 30 % überraschen. Doch Studien konnten zeigen, dass sich viele stoffwechselbezogene Aspekte für ein gesundes Herz (etwa das Level entzündlicher Risikofaktoren, oxidative Einflüsse und Blutfettwerte wie Triglyceride und vor allem das schlechte LDL Cholesterin) durch den Verzehr von Avocados signifikant verbessern lassen.[19] Darüber hinaus wird durch die Aufnahme von Ölsäure, der Hauptfettquelle der Avocado, sowie von Omega-3-Fettsäuren, welche sich in Form der Alpha-Linolensäure wiederfinden, die Herzgesundheit maßgeblich optimiert.[20]

In Kanada konnten Wissenschaftler in der Avocado ein Fett namens Avocatin B entdecken, das in Zukunft womöglich zur Therapie einer bestimmten Leukämieform einge-

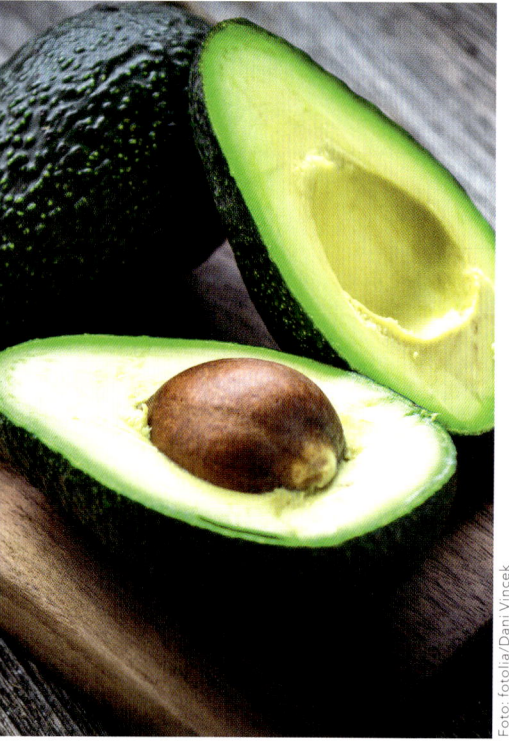

Foto: fotolia/Dani Vincek

setzt werden könnte, da es betroffene Stammzellen bekämpft, während gesunde unangetastet bleiben. Bis es jedoch zum Einsatz eines entsprechenden Mittels kommen wird, sind noch weitere Tests vonnöten.[21]

Betrachtet man den Kaliumwert der Riesenbeere, so stellt man fest, dass dieser nahezu doppelt so hoch ist wie der einer mittelgroßen Banane. Weiters enthält die Avocado reichlich Folsäure und Magnesium sowie das wertvolle Antioxidans Vitamin E, das entzündungshemmend und immunsystemstärkend wirkt und für das Nervensystem und die Skelettmuskulatur eine wichtige Rolle spielt.

ANBAU

Industriellen Anbau der Pflanze findet man in Mexiko, den USA, Kolumbien, Indonesien, der Dominikanischen Republik, Chile, Brasilien und Israel, in Europa gilt Spanien als Hauptanbaugebiet.[22]

Um die Haltbarkeit für die langen Transportwege nach Europa zu gewährleisten, müssen die Früchte im unreifen Zustand geerntet werden, was sich meist in einer mangelhaften Qualität der Ware widerspiegelt. Die Ernte findet oftmals unter unhygienischen Verpackungs- und Handhabungsmethoden statt. Die durch den Einsatz von Pestiziden erzwungenen hohen Erträge in den Plantagen und die daraus resultierende minderwertige Qualität stellen in vielen der Anbauländer die Hauptprobleme dar. Außerhalb der Erntezeiten wird niedrige Qualität mit hohen Preisen kompensiert, was sich letztlich im Endpreis des Produktes niederschlägt.[23]

FORM DER VERABREICHUNG

Die Avocado wird meist in rohem Zustand verzehrt, wird jedoch auch zu Avacadoöl verarbeitet, das in der Lebensmittel-, Kosmetik- und Chemieindustrie seinen Einsatz findet.

DOSIERUNG

Verschiedene Studien empfehlen die tägliche Dosis einer halben bzw. ganzen frischen Avocado (rund 130 g). Hingegen lassen sich für die Tagesdosis von Avocadoöl zur oralen Einnahme bislang nur sehr unterschiedliche Angaben finden.[24] ■

AVOCADO HEBT DIE STIMMUNG

Die Avocado verhilft zu guter Laune. Ihr hoher Anteil an den Aminosäuren Leucin und Isoleucin regt die Produktion des Hormons Serotonin an. Serotonin beeinflusst den Gemütszustand, den Sexualtrieb, den Schlafrhythmus und die Körpertemperatur. Ein Mangel an Serotonin wird mit Angstzuständen, Depressionen und höherer Empfindlichkeit in Zusammenhang gebracht.

CAMU-CAMU-BEERE

Die Camu-Camu-Beere (*Myrciaria dubia*) wird als vielversprechende Quelle für verschiedene bioaktive Substanzen wie Vitamin C, Phenolverbindungen und Carotinoide bezeichnet und aufgrund dieser Eigenschaften auch in unseren Breitengraden immer beliebter.

GESUNDHEITLICHE WIRKUNG

Die Beere zeigt sich in unterschiedlichen Studien als hervorragende Quelle für das Antioxidans Vitamin C (1,9–2,3 g/100 g frische Frucht), das eine bedeutende Rolle beim Wachstum und zur Behebung von Schäden an Körpergeweben spielt. Darüber hinaus zeigt es sich verantwortlich für wichtige Funktionen des Körpers wie etwa der Bildung von Kollagen, dem Strukturbaustein der Haut, von Noradrenalin, einem wichtigen Hormon und Neurotransmitter für Aufmerksamkeit sowie von Carnitin, das zur Fettverbrennung beiträgt.[25] Dank ihres Gehalts an unterschiedlichen bioaktiven sekundären Pflanzenstoffen wie Anthocyanen, Flavonoiden, Tanninen und Phenolsäure können freie Radikale abgefangen werden. Dies führt in weiterer Folge zur Prävention verschiedener Krankheitsbilder. Der Anteil an Carotinoiden in Form von Lutein spielt im Bezug auf altersbedingte Krankheiten des Auges (wie der Makuladegeneration) eine besondere Rolle. Bislang gibt es jedoch keine lückenlosen Beweise aus *in vivo* Studien, die auf die Wirksamkeit der Polyphenole aus der Camu-Camu-Beere hindeuten.[26]

ANBAU

Beheimatet ist die Camu-Camu-Beere in Ländern des Amazonas-Regenwaldes wie Peru, Brasilien, Venezuela und Kolumbien. Aufgrund der beworbenen positiven Wirkungen wurde Camu-Camu regelrecht zum Aushängeschild der örtlichen Regierungen.[27] Durch die exzessive Kultivierung kam es einerseits zur vermehrten Abholzung des Regenwaldes für den weiteren An- und Ausbau der Plantagen sowie andererseits zu Schädlingsbefall und dem damit einhergehenden Einsatz von Pestiziden. Durch die weitere Abholzung des Regenwaldes wird das Ökosystem der ländlichen Strukturen

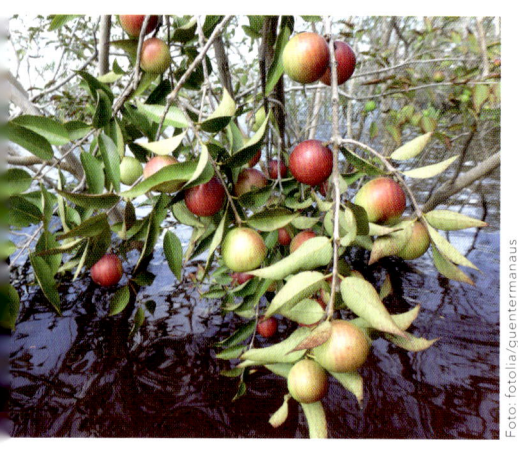

Foto: fotolia/guentermanaus

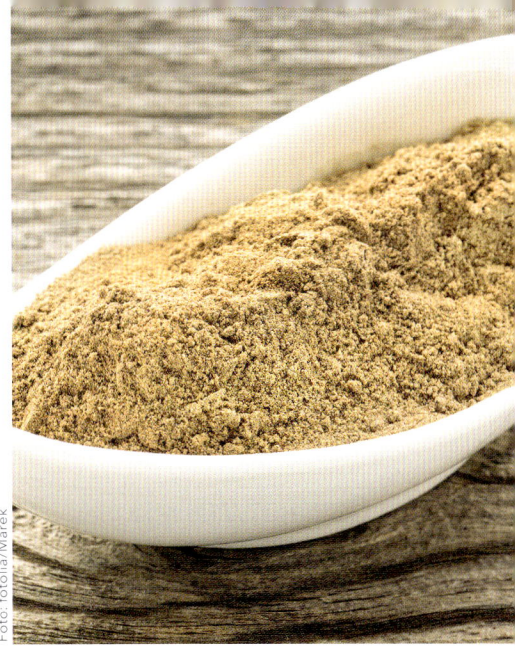

Foto: fotolia/Marek

dramatisch beeinflusst und geschädigt. Darüber hinaus besteht die Gefahr, die Camu-Camu-Pflanze durch die Verbreitung durch Mensch und Tier zu einer invasiven Art in Lebensräumen zu machen, wo ihr Wachstum ursprünglich nicht angesiedelt war.[28] All den genannten positiven Wirkungen der Frucht zum Trotz stellen Faktoren wie der Abtransport der Rohware aus den unzugänglichen Urwaldgebieten mit Kleinflugzeugen und Helikoptern sowie der Weitertransport in westliche Länder, der meist auch über den Luftweg stattfindet, durch den enormen CO_2-Ausstoß drastische ökologische Auswirkungen auf die Umwelt dar.

FORM DER VERABREICHUNG

Da die frischen Beeren außerhalb von Südamerika schwer bis kaum zu bekommen sind, erhält man in unseren Breitengraden vor allem in Reformhäusern Konzentrate der Frucht in Form von Fruchtmark, Extrakt, Saft und Pulver. Bei der Herstellung des Pulverkonzentrats kommt es jedoch durch die Einwirkung thermischer Prozesse zu Veränderungen des natürlichen Aromas und Geschmacks. Dies gilt insbesondere für thermosensible Inhaltsstoffe wie Vitamin C und andere bioaktive Komponenten, die sich für den antioxidativen Charakter der Camu-Camu-Beere verantwortlich zeigen.[29]

DOSIERUNG

Als empfohlene Tagesdosis für Camu-Camu-Pulver wird als Richtwert ¼ bis zu 1 Teelöffel pro Tag angegeben. ■

VITAMIN-C-GEHALT VERSCHIEDENER FRÜCHTE UND GEMÜSEARTEN[30]

Frucht/Gemüse	Vitamin C (mg/100 g)
Camu-Camu-Beere	1900–2300
Acerola	1677
Schnittlauch (gefriergetrocknet)	660
Guave	228
Grünkohl	120
Johannisbeere	181
Kiwi	161
Paprika (grün)	81
Orange	59
Erdbeere	58
Weißkraut	55
Zitrone	53

CHIASAMEN

Seit Tausenden von Jahren wird Chia, eine Pflanzenart der Gattung des Salbei, in Mexiko kultiviert, und bereits die Mayas und Azteken haben die Samen als Medizin und Nahrungsergänzung für Energie, Ausdauer und Kraft eingesetzt.

GESUNDHEITLICHE WIRKUNG

Das aufkommende Interesse an Chiasamen beruht auf ihrem hohen Fettgehalt von 40 %, der sich zum Großteil aus mehrfach ungesättigten Fettsäuren zusammensetzt. Insbesondere der hohe Gehalt der Omega-3 Alpha-Linolensäure (ALA) ist im Vergleich zu anderen natürlichen Quellen einzigartig und spielt eine wichtige und wesentliche Rolle zur Gesunderhaltung des menschlichen Körpers. Deshalb finden die kleinen Samen ihren vielfältigen Einsatz in diversen Lebensmitteln und Kosmetika.
[31] Aufgrund vieler Studien konnte der Nachweis erbracht werden, dass durch den regelmäßigen Konsum langkettiger Omega-3-Fettsäuren zahlreiche gesundheitsfördernde Wirkungen (wie die Prävention von Herz-Kreislauf-Erkrankungen, Bluthochdruck, Entzündungserkrankungen, Insulinresistenz sowie Fettstoffwechselstörungen) einhergehen.[32] Hier ist jedoch zu erwähnen, dass auch viele heimische Saaten und Nüsse wie etwa Hasel- und Walnüsse eine ähnliche Fettzusammensetzung aufweisen, die durchaus mit jener der Chiasamen vergleichbar ist. Weiters macht ihr hoher Gehalt an Ballaststoffen (rund 35g/100 g Samen) Chiasamen durch das Aufquellen in Wasser zu Sattmachern und Darmreinigern, da sie unterwünschte Bakterien aus dem Darm ausspülen, was sich jedoch auch durch unsere heimischen Leinsamen bewirken lässt. Klinische Studien über den tatsächlichen Effekt hinsichtlich des vielerorts versprochenen Einflusses auf die Gewichtsabnahme fehlen aber weitgehend, und die Datenlage zeigt sich bislang recht dünn.[33]

Nichtsdestotrotz ist der hohe Eiweißgehalt der Chiasamen bemerkenswert, der bei rund 20 % liegt und sich durch einen hohen Anteil an essenziellen Aminosäuren auszeichnet.

ANBAU

Natürlich kommt die *Salvia hispanica* in Mexiko und Guatemala vor, kultiviert wird sie mittlerweile in mehreren Ländern Südamerikas wie Argentinien, Bolivien und Ecuador sowie in Australien. Chiasamen legen somit einen weiten Weg bis zu uns zurück. Zur Freude der Lebensmittelkonzerne lassen sich die vielgepriesenen Wundersamen für gutes Geld verkaufen. Denn immerhin bezahlt man für 500 g im Durchschnitt zwischen 15 und 20 Euro.

Nach der mechanischen Ernte sollten Chiasamen im Gegensatz zu

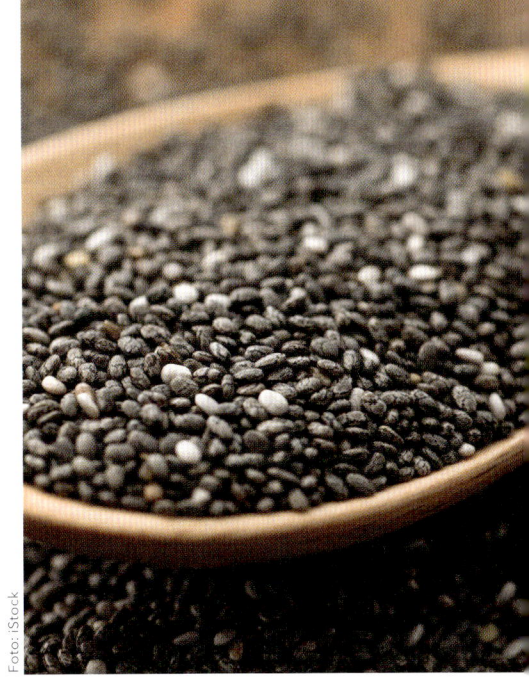

Foto: iStock

anderen Getreidesorten nicht gelagert, sondern direkt zur Reinigung und Weiterverarbeitung abtransportiert werden. Die Qualitätskriterien der Samenernte beruhen auf dem Feuchtigkeitsgehalt, der Einheitlichkeit, der Reinheit sowie der Menge an beschädigten und verschimmelten Samen.

FORM DER VERABREICHUNG

Chiasamen können als ganze Samen in Salaten, Smoothies und Säften verarbeitet werden.

Verbreitet ist auch die Anwendung als Chiasamen-Gel, wobei die Samen hier mit Flüssigkeit verrührt und so mit der Zeit bis zur siebenfachen Menge eindicken und eine gelartige Masse bilden, die sich in unterschiedlichen Gerichten und Getränken einsetzen lässt. Diese verdickende Eigenschaft der Chiasamen macht sie somit zu einem interessanten Klebermaterial für die Lebensmittelindustrie.

DOSIERUNG

Chiasamen werden in der EU als sogenanntes „Novel Food" (neuartiges Lebensmittel) bezeichnet, bei dem geprüft wurde, ob es zum Verzehr geeignet ist und wenn ja, in welcher Menge.

Hierbei beläuft sich die Angabe der empfohlenen Dosis auf 15 g pro Tag, da die Auswirkungen des regelmäßigen Verzehrs von größeren Mengen Chiasamen bislang noch nicht abgeschätzt werden können.[34] ∎

ERLAUBT SIND CHIASAMEN IN …

Die Europäische Behörde für Lebensmittelsicherheit (EFSA) hat 2009 den Einsatz von Chiasamen wie folgt erlaubt:[35]
In Broterzeugnissen wurde ein Höchstgehalt von 5 % Chiasamen genehmigt.
Bei verpackten Chiasamen, die zum Verkauf angeboten werden, muss die empfohlene maximale Aufnahme von 15 g täglich angegeben werden.
Bei Backwaren dürfen nicht mehr als 10 % Chiasamen enthalten sein.
Nicht mehr als 10 % Chiasamen dürfen sich in Frühstückscerealien finden (z. B. Müsli, Cornflakes).
In Mischungen aus Früchten, Nüssen und Samen dürfen ebenfalls nicht mehr als 10 % Chiasamen enthalten sein.

GOJIBEERE

Die Frucht des Strauchs *Lycium barbarum*, auch Gojibeere, Chinesische Wolfsbeere oder Gemeiner Bocksdorn genannt, ist in der Traditionellen Chinesische Medizin (TCM) als nahrhaftes Elixier bekannt und findet seit Jahrtausenden in Regionen Ostasiens ihren Einsatz.

GESUNDHEITLICHE WIRKUNG

Als wichtigste und aktivste Wirkstoffe der Gojibeere haben sich jene aus der Gruppe der *L. barbarum* Polysacharide herausgestellt (LBP). Ihre Bioaktivität bezieht sich auf ihre potenzielle Wirkung als Antioxidans, Immunregulator, Tumorschutz und Nervenprotektor. Darüber hinaus leisten LBP einen Beitrag zur Reduzierung des Osteoporoserisikos, von Diabetes und dem Gefühl von Müdigkeit und Schwäche. LBP finden auch ihren Einsatz im Sport, da sie zur Reduzierung von oxidativem Stress und dem damit verbundenen Leistungsabfall führen und im Umkehrschluss zur Steigerung der sportlichen Leistungsfähigkeit und einer besseren Regeneration der Muskeln beitragen sollen.[36]

Diese antioxidative Kapazität und der damit verbundene verlangsamte Alterungsprozess der Haut werden vor allem in der Schönheitsindustrie mit offenen Händen aufgenommen und vermarktet.[37] Interessant ist auch die Wirkung der Beere auf bestimmte Krebstypen, wobei hier noch weitere Studien notwendig sind, um die genauen Mechanismen identifizieren und belegen zu können.[38]

Im Zuge verschiedener klinischer Studien kam es durch den täglichen Konsum von 150 g Gojibeeren-Saft über den Zeitraum von 14 bis 30 Tagen zu einer subjektiven Verbesserung des allgemeinem Wohlbefindens und neuro-pyschologischer Merkmale. Außerdem zeigten sich positive Veränderungen in Bezug auf Energie, Stressresistenz, Schlafqualität, Durchhaltevermögen, Konzentrationsfähigkeit, Genaugkeit, Ausgeglichenheit sowie ein Gefühl von Glück, Zufriedenheit und Gesundheit.[39]

ANBAU

Rund 70 Arten der *Lycium* Familie wachsen in gemäßigten bis subtropischen Teilen von Nord- und Südamerika, Asien, Europa und Australien.

Aufgrund der enormen Nachfrage im westlichen Raum wird der Anbau der Gojibeere vor allem in China exzessiv betrieben. Durch den starken Schädlingsbefall kommen bei der Kultivierung unterschiedliche Pestizide zum Einsatz. Dies hat zur Folge, dass einerseits Erntearbeiter und Produzenten unter Folgekrankheiten durch das tägliche Arbeiten mit der pestizidverseuchten Ware leiden, und andererseits stellt sich die Frage, ob die versprochenen positiven Auswirkungen auf die menschliche Gesundheit bei solchen mit Pestiziden belasteten Früchten überhaupt genannt werden dürfen.[40]

FORM DER VERABREICHUNG

Gojibeeren werden entweder getrocknet, als Pulver, Saft, Tinkturen und Extrakte sowie in Schokolade und Riegeln, aber auch als Goji-Samenöl (für kosmetische Zwecke) angeboten. Beim Kauf sollte man immer auf Ware aus biologischem Anbau zurückgreifen, um schadstofffreie und ungeschwefelte Beeren zu bekommen. Wichtig ist es zu beachten, dass die Beeren noch leicht saftig sein sollten, jedoch nicht zu sehr, da sonst der Verdacht besteht, dass sie in Zuckerwasser eingeweicht und erneut getrocknet wurden.

Die Größe der Beeren spielt für die Qualität keine Rolle, sehr wohl jedoch die Farbe, die kräftig rot bis rotorange sein sollte.

DOSIERUNG

Als empfohlene Dosis werden 6–18 g (etwa 1 Esslöffel) getrocknete Beeren, 150 g frische Beeren bzw. rund 100 ml Gojibeeren-Saft pro Tag angegeben.[41] In Form von Pulver und Kapseln gibt es über die notwendige Menge, die für die versprochene effektive Wirkung der Inhaltsstoffe nötig ist, keine verlässlichen Informationen, wobei oftmals Mengen von 30–50 g pro Tag genannt werden. ∎

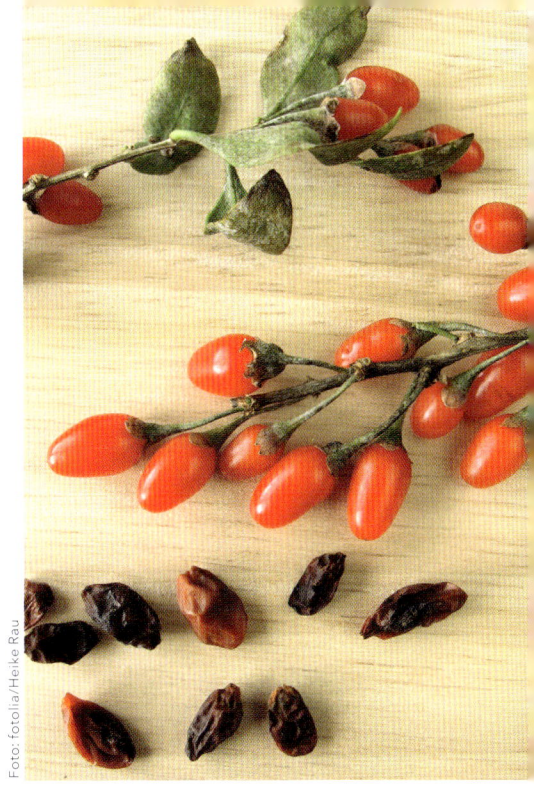

Foto: fotolia/Heike Rau

GOJISTRÄUCHER IM EIGENEN GARTEN

Wer die Beeren nicht für teures Geld im Reformhaus erwerben möchte, pflanzt einfach selbst einige Gojisträucher in seinen Garten. Wer sich die kleinen Energielieferanten aus der Familie der Nachtschattengewächse in den Garten holt, sollte einen sonnigen Standort für sie reservieren. Die Sträucher sind äußerst robust und anspruchslos und kommen mit fast jedem durchlässigen Gartenboden zurecht – selbst dann, wenn der Sandanteil relativ hoch ist. Und wer keinen Garten hat: Gojipflanzen begnügen sich auch mit einem Plätzchen im Kübel – vorausgesetzt, er bietet viel Raum.[42]

GRANATAPFEL !

Der Granatapfel (*Punica granatum L.*) gilt als antike und mystische Frucht und wird als „Winterjuwel" bezeichnet. Bereits in der Bibel und in den Mythen der alten Griechen spielte er als Symbol für Vitalität, Liebe und Fruchtbarkeit eine wichtige Rolle.

GESUNDHEITLICHE WIRKUNG

Unterteilt wird die Frucht in drei Kompartimente: in Schale, weiße Häutchen (Arillen) und Samen. Alle Bestandteile wurden hinsichtlich ihrer antioxidativen Eigenschaften im Zuge wissenschaftlicher Studien untersucht. Der Granatapfel zeichnet sich durch eine metastasenhemmende und nicht invasive Wirkung aus. Seine antikanzerogene Aktivität zeigt

sich in Zellstudien bei bestimmten Krebsarten, allen voran bei Prostatakrebs.[43] Sein antioxidatives Potenzial verdankt der Granatapfel dem hohen Gehalt an Polyphenolen, insbesondere den einzigartigen Punicalaginen, die sich als wirkungsvoll im Kampf gegen Artherosklerose, Tumore, Entzündungen und Alterungsprozesse erwiesen haben.[44]

In der Alternativmedizin wird der Granatapfel als antiparasitäres Mittel, als „Bluttonikum" und zur Hilfe gegen Durchfall und Geschwüre eingesetzt. Zu modernen Verwendungsbereichen zählen die Behandlung von Aids, Herz-Kreislauf-Erkrankungen und der Einsatz bei Hormonersatztherapien oder als Inhaltsstoff in der Kosmetikindustrie.[45]

Nicht zu vergessen ist der hohe Gehalt an Ballaststoffen, Kalium und Vitamin C, das zusätzlich als Radikalfänger gegen oxidativen Stress wirkt.

Da die momentane Datenlage bislang nicht genug Beweise liefert, werden durch weitere Studien die chemopräventiven und therapeutischen Anwendungsgebiete des Granatapfels im Hinblick auf Krebs noch weiter untersucht.

ANBAU

Die Heimat des Granatapfels liegt im Himalayagebirge in West- bis Mittelasien. Heutige Hauptanbaugebiete

Foto: Archiv Leopold Stocker Verlag/A. Sheldunov

der bereits vor 2000 Jahren in Persien kultivierten Frucht sind Iran, Spanien, Indien, Marokko, Ägypten, Israel, Türkei und Afghanistan, wobei die Frucht auch in vielen anderen Ländern mit tropischem und subtropischem Klima wächst. Der Großteil der Früchte ist für den Export nach Europa und Nordamerika bestimmt.

Die Haupterntesaison reicht von September bis Dezember, wobei der Granatapfel reif geerntet werden muss, da er im Gegensatz zu anderen Früchten nicht nachreift. Durch die robuste Schale der Frucht ist diese sehr stabil und auch bis zu mehreren Monaten lagerfähig. Zur Saftherstellung wird der Granatapfel halbiert und mithilfe einer Presse gelangt der wertvolle Saft aus den hunderten von Samen zur Weiterverarbeitung. Nach einer Filterung wird der Saft pasteurisiert, um mögliche Keime abzutöten. Die Pressrückstände der Samen werden zur Ölproduktion verwendet, das in der Kosmetikindustrie seinen Einsatz findet.

FORM DER VERABREICHUNG

Granatäpfel gibt es als ganze Früchte, ausgelöste Granatapfel-Kerne, als Saft, als Cocktail-Sirup („Grenadine"), als Wein, Essig, Likör und Marmelade sowie in Kosmetika als Salbe, Gel und Öl. Als Nahrungsergänzungsmittel werden auch Granatapfel-Kapseln und -Essenzen angeboten.

DOSIERUNG

Es wurden einige Sicherheitsstudien zum Verzehr von Granatapfelkernen oder anderen Granantapfel-Produkten durchgeführt, wobei keine toxischen Wirkungen festgestellt werden konnten. Als empfohlene Tagesdosis findet man Mengenangaben von 100–250 ml Saft bzw. einer halben Frucht. Die höchste Konzentration an Antioxidantien findet sich in der Schale, die bei der Herstellung von Granatapfelsaft mitgepresst wird. Somit enthält der Saft höhere Mengen als die Granatapfelkerne alleine. ∎

SO GELANGT MAN SCHNELL AN DIE KERNE

Beim Schälen und Entkernen eines Granatapfels kann man leicht die ganze Küche in ein Schlachtfeld verwandeln. Es gibt jedoch einen simplen Trick, um die Kerne in kürzester Zeit aus der Frucht zu bekommen. Mit der Klopf-Methode spart man sich den direkten Kontakt mit der Frucht und behält so saubere Hände. Zuerst rollt man den Granatapfel auf der Arbeitsfläche wie eine Zitrone und knetet ihn ordentlich durch, um ihn anschließend zu halbieren. Nun lediglich die Granatapfelhälfte über eine Schüssel halten und mit einem Kochlöffel kräftig auf die Rückseite der Fruchthälfte klopfen. Schon lösen sich die Kerne wie von selbst. Einfach ausprobieren!

GRÜNER TEE/MATCHA

In China und Indien ist Tee seit bereits mehr als 5000 Jahren bekannt. Nach Wasser ist Tee in Form von grünem und schwarzem Tee das weltweit am häufigsten konsumierte Getränk.

Grünem Tee sollte aus gesundheitlicher Sicht der Vorzug gegeben werden, da er einen höheren Teil an Antioxidantien aufweist. Insbesondere der mittlerweile zum Trend gewordene Matcha (ein zu feinem Pulver vermahlener Grüntee) soll wegen seiner positiven Wirkungen auf die Gesundheit getrunken werden. Das Trendgetränk soll vor Krebs und Diabetes schützen und gilt als Wachmacher.

GESUNDHEITLICHE WIRKUNG

Zahlreiche Studien an Zellkulturen und Tieren liefern wissenschaftliche Beweise, dass die im grünen Tee enthaltenen antioxidativ wirkenden Polyphenole (im Tee insbesondere die Catechine) eine krebshemmende, antimikrobielle, antioxidative und das Immunsystem stärkende Wirkung aufweisen sollen. Jedoch muss in diesem Zusammenhang auch erwähnt werden, dass die im Tee enthaltenen Polyphenole die Absorption von Mineralstoffen beeinträchtigen können.[46]

Der hohe Gehalt an Catechinen (hier vor allem Epigallocatechin, kurz EGCG) wird immer wieder im Bezug auf die Prävention von Krebs genannt.[47] Den Ruf als Schlankmacher hat, wie auch andere Grüntee-Sorten, der Matcha-Tee ebenso den Chatechinen zu verdanken, die zu einer Verringerung der Fettspeicherung in der Leber führen sollen. Durch die Erhöhung des Energieumsatzes soll es zur Anregung der Fettverbrennung kommen. Bei epidemiologischen Studien am Menschen sind die Ergebnisse bislang noch nicht beweiskräftig genug, um den Teegenuss eindeutig mit einer Senkung des Körpergewichts sowie des Risikos für Herz-Kreislauf-Erkrankungen und Krebs bestätigen zu können.[48]

ANBAU

Zu den Teeanbaugebieten zählen China, Japan, Indien, Vietnam, Taiwan, Sri Lanka, Nepal, aber auch Afrika, Iran oder die Türkei. Bei der Herstellung von Grüntee werden die frischen Blätter ohne Welken mit Wasserdampf behandelt, wodurch, im Gegensatz zur Fermentation der Blätter bei schwarzem Tee, ein hoher Gehalt an Antioxidantien erhalten bleibt.[49]

Durch den regelmäßigen Einsatz unterschiedlichster Pflanzenschutzmitteln wie Herbizide, Fungizide und Pestizide leiden Plantagenarbeiter vermehrt an Hautreizungen, Allergien, Lungenentzündungen, Atemwegserkrankungen und Augenreizungen.[50] Unweigerlich stellt sich somit die Frage: Ist der Tee, den wir im Supermarkt kaufen, mit Pestiziden

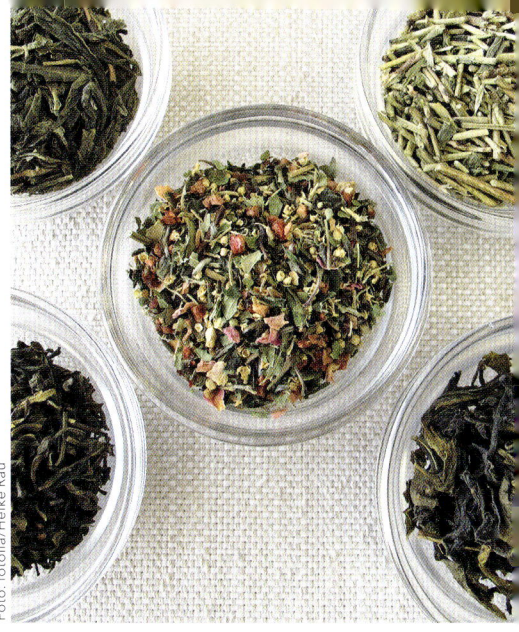

Foto: fotolia/Heike Rau

belastet? Die Untersuchung mehrerer Tees auf Giftrückstände ergab, dass manche Tees auch Stoffe enthalten, die ganz und gar nicht gesund sind, wie etwa Pyrrolizidinalkaloide. Diese Pflanzenstoffe stellten sich in Tierversuchen als teilweise krebserregend und leberschädigend heraus.[51]

Beim Kauf sollte man ganz besonders auf die Qualitätsstandards bei Anbau, Ernte, Verarbeitung und Verpackung achten. Grünteekapseln, Grüntee-Extrakt, Grünteepulver, Teebeutel und fertiger Grünteesaft sollten keine Konservierungsstoffe, Geschmacksverstärker, Zuckerzusätze, Bindemitel und künstliche Zusätze enthalten.

FORM DER VERABREICHUNG

Grüner Tee ist in Form von losen Blättern, in Teebeuteln aber auch in Pulver- oder Kapselform erhältlich.

DOSIERUNG

Unterschiedliche Tierversuche und klinische Daten von Patienten zeigen, dass bis zu zehn Tassen grüner Tee (rund zwei Liter) am Tag nicht schaden würden. Diese Menge enthält rund 250–400 mg verschiedener Catechine. Hingegen können Polyphenole in Pulver- und Kapselform, die einer Menge von 50 Tassen Tee entsprechen, möglicherweise Leber, Nieren und Darm schädigen. Wichtig in diesem Zusammenhang ist auch die

Abklärung von Wechselwirkungen mit Medikamenten, die das Vergiftungsrisiko erhöhen können.[52] ■

AUSWAHL AN GRÜNTEESORTEN[53]

China: Gunpowder, Cris Cross, Lung Ching bzw. Longjing, Chun Mee, Li-Zi Xiang, Pi Lo Chun, Mao Feng, Mao Feng Cris Cross, Mao Jian, Huang-Hua-Wolkenspitze, Dong Yang Dong Bai, Green Monkey, Fancy Oolong, Klare Reinheit, Green Pekoe, Yuncui, Ju Hua Cha, Long Jing, Silver Dragon, Tai Mu Long Zhu, Weißer Tee, Tian Mu Quing Ding, Sencha
Japan: Gabalong, Bancha, Kabusecha, Fukamushi-Cha, Genmaicha (mit gerösteten Reiskörnern angereicherter und dadurch aromatisierter Tee), Matcha, Gyokuro, Kukicha, Sencha, Houjicha, Yonkon, Tamaryokucha
Indien: Assam, Nilgiri, Darjeeling

INGWER !

Ingwer (*Zingiber officinale Roscoe*) ist eine medizinische Pflanze, die auf der ganzen Welt in der chinesischen und ayurvedischen Pflanzenmedizin zum Einsatz kommt. Dies beruht auf ihrem vielfältigen Wirkungsspektrum bei Krankheiten wie Arthritis, Rheuma, Verstauchungen, Muskelschmerzen und Schmerzen sowie Krämpfen, Magen-Darm-Infekten, Bluthochdruck, Demenz, Fieber und infektiösen Krankheiten.[54]

GESUNDHEITLICHE WIRKUNGEN

Verantwortlich für die wirkungsvollen Eigenschaften von Ingwer ist allen voran der Inhaltsstoff Gingerol, ein sekundärer Pflanzenstoff mit vielen antioxidativen Eigenschaften, der zusammen mit Shogoal, Paradol und Zingeron die Bildung von freien Radikalen abzuschwächen oder gar zu verhindern scheint.[55] Wie sich in verschiedenen Zellkulturstudien gezeigt hat, ist eine Vielzahl von Mechanismen an den krebshemmenden Effekten von Ingwer und seiner Inhaltsstoffe beteiligt.[56] Die Entdeckung der inhibitorischen Wirkungen auf die Biosynthese von Prostaglandinen, die für Schmerz, Blutgerinnung und Entzündungen verantwortlich sind, macht Ingwer zu einem pflanzlichen Medizinprodukt, das seine pharmakologischen Eigenschaften mit denen von nicht-steroidalen entzündungshemmenden Medikamenten teilt, jedoch weniger Nebenwirkungen aufweist.[57]

Erwähnenswert ist auch der Einsatz von Ingwer und daraus gewonnener Präparate bei Sportlern und Athleten. Hier scheint es Beweise zu geben, dass der Konsum von 2 g frischem Ingwer täglich über einen Zeitraum von 1–2 Wochen Muskelschmerzen und Muskelkater, verursacht durch exzentrisches Training mit Gewichten (Kraftsport mit Betonung auf der Senkbewegung, auch negatives Training genannt), um bis zu 25 % verringern kann.[58]

Doch auch wenn das Wissen um die Knolle bereits sehr umfangreich und detailliert ist, sind noch weitere Studien an Tier und Mensch notwendig, um die Kinetik von Ingwer und seinen Bestandteilen sowie die Langzeiteffekte durch den Konsum verstehen und untersuchen zu können.[59]

ANBAU

Der Ursprung von Ingwer liegt in Ostasien, wobei die Kultivierung der Pflanze heute in Indien, China, Japan, Indonesien, Australien, Nigeria und den Karibischen Inseln erfolgt. Als Hauptanbaugebiet und -konsument der Knolle gilt Indien, hier allen voran der südwestindische Bundesstaat Kerala, wo rund 33 % der Gesamtproduktion Indiens stattfindet. Die Ingwerwurzel wird sowohl als frische Ware, öfter jedoch in geschälter, geteilter und getrockneter Form verkauft. Von der Gesamtproduktion werden etwa 30 % zu Pulver verarbeitet, wovon ein Großteil exportiert wird.[60]

FORM DER VERABREICHUNG

Ingwer wird in frischer sowie getrockneter Form angeboten. Hinsichtlich der wirkungsvollen Inhaltsstoffe sollte definitiv der frischen Wurzel der Vorzug gegeben werden, da getrocknete und gemahlene Ware oftmals viel weniger wertvoll ist. Ingwerkapseln werden für eine bessere Verarbeitung häufig mit weiteren Zusatzstoffen vermischt.

Beim Kauf sollte das Produkt natürlich und frei von chemischen Zusätzen, Zucker, Farbstoffen und Bindemittel sein. Frischer Ingwer sollte immer eine glatte, feste Schale ohne Runzeln und Druckstellen aufweisen. Da der Befall mit Schädlingen bei Ingwer kein unbekanntes Risiko darstellt, sollte beim Kauf unbedingt auf unbeschädigte, schimmelfreie und biologisch angebaute Ware geachtet werden.

DOSIERUNG

Als empfohlene Tagesdosis werden in unterschiedlichen Studien Mengen von rund 0,5 g–3g (½–1 Teelöffel) Ingwerpulver (lose oder in Kapselform) und 2–4 g (3–4 cm) frischer Ingwer angeführt.[61] ∎

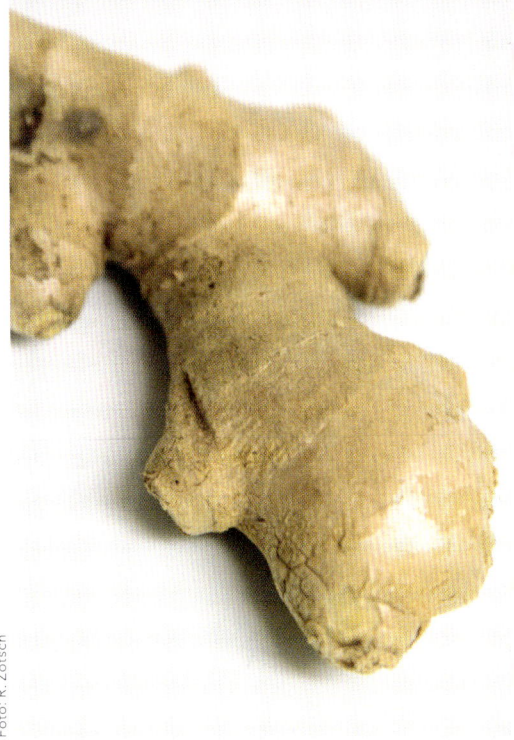

Foto: R. Zötsch

INGWER GEGEN UNFRUCHTBARKEIT?

Auch auf die Fortpflanzung scheint Ingwer einen Einfluss haben zu können. Eine Studie mit unfruchtbaren Männern zeigte, dass es durch den Verzehr von Ingwer über einen Zeitraum von 3 Monaten zu einer Verbesserung der Fruchtbarkeits- und der Samen-Parameter kam. Es konnte ein Anstieg der Konzentration von Testosteron gezeigt werden, jedoch wurde in der Studie keine Angabe zur benötigten Konsummenge von Ingwer gemacht. Um diese Wirkung von Ingwer erforschen und möglicherweise beweisen zu können, bedarf es jedoch noch weiterer wissenschaftlicher Untersuchungen.[62]

KAKAO

Kakao ist schon seit Jahrhunderten ein gefragtes Lebensmittel, denn bereits die Mayas und Azteken bezeichneten ihn als „Götterspeise" und haben sich am feinen Geschmack des Kakaos erfreut.

GESUNDHEITLICHE WIRKUNGEN

Die in Kakao enthaltenen Polyphenole Epicatechin und Catechin sind es, die das große Interesse an den Kakaobohnen, den Samen des Kakaobaumes (*Theobroma cacao*), auslösen. Diesen Wirkstoffen wird nachgesagt, dass sie positiven Einfluss auf Herz-Kreislauf-Erkrankungen, Entzündungskrankheiten und Stoffwechselstörungen haben und somit zur Prävention von Krebs beitragen sollen.[63]

Darüber hinaus führen die Phenole des Kakaos zu einer Verbesserung des Blutzuckerspiegels und der Insulinrezeptorsensibilität und können dadurch der Entstehung von Diabetes vorbeugen. Durch die Senkung des Gesamtcholesterins sowie des schlechten LDL und dem Beitrag zu einem gesunden Blutdruck in Arterien und Venen kommt es zu einer Risikominimierung der Herz-Kreislauf-Sterblichkeit. Neben ihren antikanzerogenen Effekten weisen die Kakao-Phenole wachstumshemmende, antimutagene sowie krebspräventive Wirkungen auf.[64]

Überdies zeigten sich diese Stoffe als Schlüsselfiguren für die Steigerung förderlicher Mikroben (z. B. Lactobazillen) und für die Senkung weniger förderlicher (z. B. Chlostridien) und liefern so Anzeichen dafür, dass Kakao die Darmflora in derselben Weise wie Prä- und Probiotika beeinflussen könnte.[65] Methylxanthine, eine Alkaloidgruppe, zu denen Koffein, Theobromin und Theophyllin zählen, arbeiten als Adenosinrezeptoren im Zentralnervensystem, wo sie die Konzentration steigern und die Stimmung verbessern.[66]

Obendrein sind rohe Kakaobohnen Toplieferanten für Eiweiß, Eisen, Zink, Kupfer, Omega-6 Fettsäuren und Magnesium, welches Herz, Gehirn und Muskeln unterstützt. Keinesfalls vergessen darf man, dass Kakao dank der essenziellen Aminosäure Tryptophan eine stimmungsaufhellende Wirkung hat. Diese Aminosäure steigert das Serotonin im Körper, ein Gewebshormon und Neurotransmitter, der zur Abwehr von Stress, Angst und Depression beiträgt.[67]

ANBAU

Heimisch ist der Kakaobaum im tropischen Amerika, wird aber heute auch in anderen Erdteilen mit ähnlichem Klima kultiviert (Afrika, Asien). So gilt neben Südamerika auch Westafrika als Hauptproduzent.

Kakaoprodukte sollten immer von allerbester Rohstoffqualität sein und sowohl das Bio- als auch das Fair-Trade-Gütesiegel tragen. Denn die

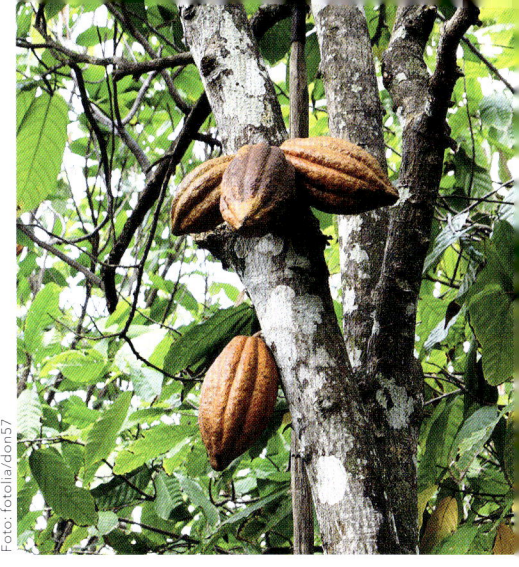

Foto: fotolia/don57

Welt „isst den Regenwald auf": Europa, die USA, immer häufiger auch Indien und China – alle wollen hochwertigen Kakao, und zwar immer mehr. Die Nachfrage steigt, wofür Mensch und Natur einen hohen Preis zahlen müssen. Große Schokolade-Konzerne brauchen garantiert hochwertigen Kakao, der durch Gütesiegel wie Fair Trade, Rainforest Alliance oder UTZ zertifizierten sein soll. So zumindest im Idealfall, denn in weiten Teilen der kakaoproduzierenden Länder sieht die Realität immer noch ganz anders aus. Wie etwa an der Elfenbeinküste, wo Kinderarbeit auf Kakaoplantagen zum Alltag gehört.[68]

Angaben in der Literatur, wobei der Verweis wichtig ist, dass zu viel Kakao zu Schlaflosigkeit, Unruhe oder Übelkeit führen kann. ∎

FORM DER VERABREICHUNG

Die Auswahl an Kakaoprodukten ist sehr vielfältig und reicht von Kakaobohnen mit/ohne Schale, Kakao-Nibs (Kakaobohnenbruch), Kakaopulver, Kakaobutter, Kakaopaste und Kakaogetränken bis zu Schokolade mit unterschiedlich hohem Kakaogehalt. Je höher der Kakaoanteil von Schokolade, umso mehr Antioxidantien und desto weniger Zucker sind enthalten. Schokolade mit 90 % Kakao weist somit den höchsten Gehalt an Antioxidantien auf.

DOSIERUNG

Bei der täglich empfohlenen Dosis für rohen Kakao und den Produkten daraus finden sich sehr unterschiedliche

QUALITÄT HAT IHREN PREIS!

Billiger Kakao ist auch immer von geringer Qualität. Er wird konventionell angebaut, erhitzt, begast und fermentiert und ist dadurch oft verschmutzt und Träger von Bakterien und Pilzen. Durch die Fermentation, Trocknung, Röstung und Alkalisierung der Kakaobohnen zu Kakaopulver werden zwar die bitteren Geschmackskomponenten abgeschwächt, damit jedoch auch die antioxidative Wirkung. Bei der Herstellung von Milchschokolade wird durch die Beigabe von Fett, Zucker, Emulgatoren, Aromastoffen, Farb- und Konservierungsstoffen sowie Milchtrockenmasse aus der wertvollen und nährstoffreichen Kakaobohne ein Industrieprodukt mit keinerlei Nährwert.

KOKOSNUSS

Die Kokosnuss ist die Steinfrucht der Kokospalme, eines der ökonomisch wichtigsten Bäume des Tropengürtels, der für Millionen von Menschen, vor allem in tropischen und subtropischen Gegenden, Nahrung liefert und deshalb auch als „Lebensbaum" bezeichnet wird.

GESUNDHEITLICHE WIRKUNGEN

Die Kokosnuss besteht aus drei Schichten, einer harten Außenschale, einer fleischigen mittleren Schicht (Kern) und einer hölzernen Innenschicht (die das Kokoswasser beinhaltet). Dem Kern sowie dem Kokoswasser werden antibakterielle, antifungale, antivirale, antiparasitäre, antioxidative sowie immunstimulierende Wirkungen nachgesagt.[69]

Das aus der fleischigen Schicht gewonnene Kokosöl ist mit einem Gehalt von rund 60–63 % reich an mittelkettigen gesättigten Fettsäuren (MCFA, engl.: Medium chain fatty acids), allen voran die Laurinsäure, die im Gegensatz zu den tierischen langkettigen gesättigten Fettsäuren durch unterschiedliche positive Effekte auf sich aufmerksam macht. MCFA werden leicht und effizient verdaut, resorbiert und verwertet und liefern schnelle Energie, kurbeln den Stoffwechsel an und erhöhen dadurch möglicherweise sogar die Fettverbrennung. Die Laurinsäure und andere enthaltene Fettsäuren scheinen überdies schädliche Bakterien im Darm zu beseitigen, wobei sie, im Gegensatz zu herkömmlichen Antibiotika, die nützlichen Darmbakterien nicht zerstören.[70]

Dank des hohen Polyphenolgehalts führt der Verzehr von Kokosnuss zur Bewahrung eines gesunden Levels an Fettparametern in Gewebe und Blutserum, indem LDL-Oxidation verhindert wird und somit gesundes HDL-Cholesterin vermehrt gebildet werden kann.[71]

Darüber hinaus wird Kokosöl auch in vielen Haut- und Haarpflegeprodukten eingesetzt, da die enthaltene Laurinsäure mögliche positive Effekte auf den Feuchtigkeitsgehalt und die Elastizität der Haut und der Haare mit sich bringt.[72]

Frisches Kokoswasser zeigte sich in verschiedenen Studien als natürliches Elektrolyt zur Rehydrierung bei Sport und starkem Schwitzen, weil es isotonisch wirkt und wichtige Mineralstoffe liefert. Somit führt es zu einem ausgeglichenen Flüssigkeits- und Elektrolytlevel im Körper.[73]

ANBAU

Die wichtigsten Anbaugebiete von Kokospalmen sind Indonesien, Philippinen, Indien, Brasilien, Sri Lanka, Vietnam, Mexiko, Thailand und Malaysien. Mit Kokosnuss ist der gewaltige Samen der Pflanze gemeint, bei der es sich eigentlich nicht um eine Nuss, sondern um eine Steinfrucht handelt.[49]

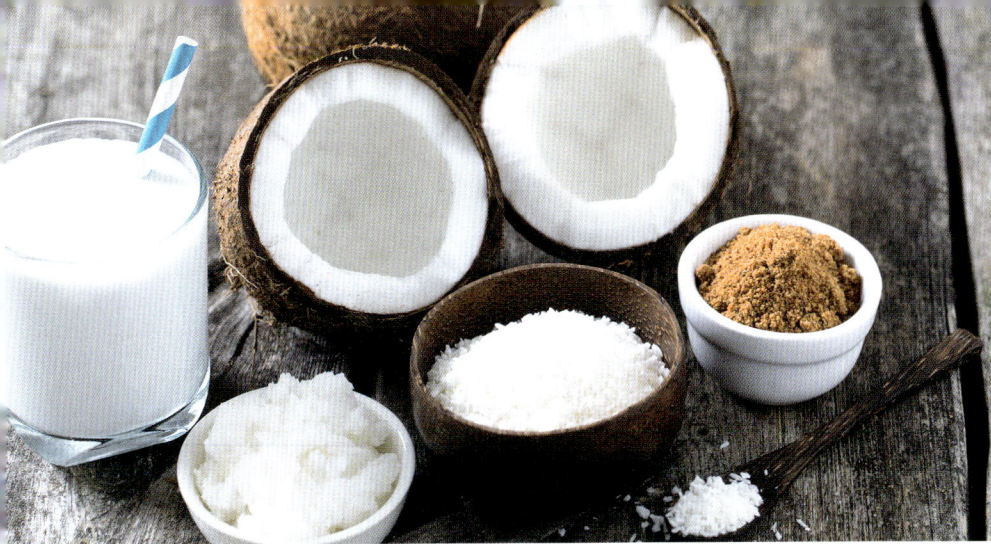

Foto: fotolia/Diana Taliun

Die Kokosnussernte ist eine besonders gefährliche Angelegenheit, da sich die Früchte der Palmen in luftiger Höhe von bis zu 30 Metern befinden. Die Früchte werden deshalb hauptsächlich vom Boden aus mithilfe von speziellen Stöcken oder wenn nicht anders möglich durch Hochklettern geerntet. In Thailand, Malaysien und Indonesien hat man teilweise Affen als Erntehelfer. Das Dressurverfahren wird schon seit mehreren Jahrhunderten praktiziert und ist äußerst brutal und verächtlich.[75]

FORM DER VERABREICHUNG

Die Produktpalette reicht von wilden Kokosnüssen, jungen grünen Kokosnüssen, braunen Kokosnüssen, Kokoswasser, Kokosmilch, Kokosöl, Kokoscreme und Kokosraspeln bis hin zu Kokospulver und Kokosmehl. Hochwertiges Kokosöl ist ungebleicht, ungehärtet, unraffiniert und frei von chemischen Duftstoffen sowie aus kontrolliert biologischem Anbau.

DOSIERUNG

Angaben zur empfohlenen Tagesdosis für alle Produkte aus Kokos lassen sich in der Literatur nicht finden, lediglich für Kokosöl werden etwa 1 Teelöffel bis 1 Esslöfel (rund 15 g) pro Tag erwähnt. ■

KOKOSWASSER ALS „SZENEDRINK"

Kokoswasser ist zum flüssigen Trend geworden. Unter sportbegeisterten Hollywoodstars ist es inzwischen der absolute Renner, und auch hierzulande greifen immer mehr Hobbysportler zum neuen Szenedrink.

Ein Vergleich verschiedener am Markt erhältlicher Produkte zeigt, dass es sich lohnt, sowohl auf die Zutatenliste zu schauen, um mögliche zugesetzte Aromastoffe zu entlarven, als auch auf den Preis, der für 330 ml zwischen 1,65 und 3 Euro variiert.[76]

MACAWURZEL

In den Anden verzehrt die einheimische Bevölkerung die Macawurzel entweder nach Erhitzen frisch oder sie wird getrocknet und z. B. zu Mehl weiterverarbeitet. Seit einigen Jahren werden macahaltige Produkte als Superfoods mit vielgepriesenen Wirkungen auch bei uns angeboten.

GESUNDHEITLICHE WIRKUNGEN

Im 20. Jahrhundert hat die wissenschaftliche Aufmerksamkeit ihren Fokus auf jene pharmakologischen Bereiche der Macawurzel gelegt, die den stärksten Beweis zur Beeinflussung des menschlichen Körpers zu liefern scheinen.

Hierzu zählen die Steigerung des menschlichen Sexualtriebs, die Verbesserung der Gesamtvitalität und des Energielevels sowie der Anstieg der Fruchtbarkeit.[77] Worauf die erhöhte Libido, das verbesserte Sexualverhalten, die vermehrte Spermienproduktion sowie die gesteigerte Fertilität genau beruhen, bedarf weiterer Untersuchungen zur Aufklärung. Man geht aber davon aus, dass bestimmte Fettsäuren, die Alkamide (hier insbesondere die Macamide), für die aphrodisierende Wirkung verantwortlich sein könnten.[78]

Diese das Hormonsystem regulierenden Stoffe haben auch einen positiven Effekt auf das Gesamtbefinden von Frauen nach den Wechseljahren, was sich darin zeigt, dass bei Frauen, die Maca-Produkte zu sich nehmen, seltener sexuelle Funktionsstörungen, Angstzustände oder Depressionen auftreten.[79]

Die Macawurzel ist als sogenanntes Adaptogen bekannt, das Körperfunktionen unabhängig davon, ob der belastende Einfluss ein Zuviel oder ein Zuwenig darstellt, normalisiert. Es ist somit immer genau dort aktiv, wo es gerade gebraucht wird.[80] Diese Eigenschaft sowie der Effekt, das Muskelwachstum und den Kraftaufbau steigern zu können und darüberhinaus zur Verbesserung der Regenerationsfähigkeit beizutragen, machen Maca-Produkte beliebt bei Sportlern.[81]

ANBAU

Die Macapflanze (*Lepidium meyenii*) wird in den oberen Höhenlagen der peruanischen Anden seit rund 2000 Jahren angebaut und zu Nahrungs- und Heilungszwecken verwendet. Der Anbau von Maca erfolgt um den Junín See in einem begrenzten Gebiet der peruanischen Anden. Per Hand werden in den Monaten Juni und Juli die gelben, roten, schwarzen und lilafarbenen Macawurzeln geerntet und zum Trocknen ausgebreitet. Für die eigentliche Herstellung des Macapulvers werden die Knollen zunächst per Hand verlesen, anschließend mit Wasser in mechanischen Waschtrommeln gereinigt und schließlich mit Zitronenextrakt desinfiziert. Die

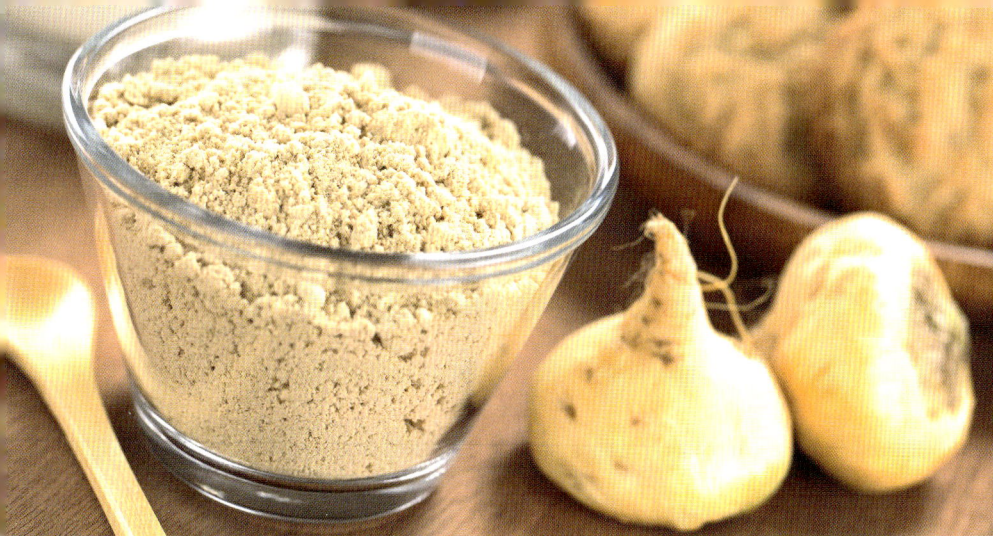

Foto: fotolia/Ildi

Einhaltung der richtigen Trocknungstemperatur sowie das Erreichen von höchstens 7 % Endfeuchtigkeit in den Wurzeln ist das oberste Gebot, um die wertvollen Inhaltsstoffe zu erhalten und Schimmelbildung vorzubeugen. Schließlich wird das Granulat in einer elektrischen Mühle pulverisiert und in Plastiksäcken zu 10 kg verpackt.[82]

FORM DER VERABREICHUNG

Maca ist in verschiedenen Formen erhältlich, von Pulver, Presslingen und Kapseln bis hin zu Maca-Extrakten und alkoholischen Maca-Konzentraten.

Bei der gesundheitlichen Bewertung von Maca bestehen aufgrund unzureichender Daten erhebliche Unsicherheiten.

DOSIERUNG

Aus den vorliegenden Daten kann derzeit keine unbedenkliche Verzehrmenge von Maca in Lebensmitteln und Nahrungsergänzungsmitteln abgeleitet werden.[83] Als Angabe auf verschiedenen Pulverpräparaten findet man Dosierungen von ½ bis zu 1 Teelöffel pro Tag. Auch wenn wahrscheinlich keine gesundheitsschädigenden Nebenwirkungen zu erwarten sind, handelt es sich bei Maca doch um ein hochpotentes Nahrungsmittel mit großer Wirkung, das eben nicht in großen Mengen eingenommen werden sollte. ■

MACA – „VIAGRA DER NATUR"

Maca weist im Vergleich zu Testosteron und Viagra einige Vorteile auf, um die Sexualfunktion zu verbessern.[84] Maca verbessert das sexuelle Verhalten ohne beeinflussende Veränderung des Levels fruchtbarer Hormone, wodurch es, im Gegensatz zu Testosterontherapien, zu keinem erhöhten Prostatakrebsrisiko kommt. Orale Anwendung von Maca erhöht die Libido sowohl bei normalen als auch bei Männern mit Erektionsstörungen. Maca hat generell wesentlich weniger Nebeneffekte als Testosteron und Viagra.

NONI

Der Saft der Nonifrucht *Morinda citrifolia L.* gilt in der Volksmedizin Indiens, Südostasiens, Afrikas und Australiens als Wundermittel gegen alle erdenklichen Beschwerden. Auf diesen nachgesagten Wirkungen beruht auch der stetig wachsende Marketinghype rund um Produkte aus der Südseefrucht.

GESUNDHEITLICHE WIRKUNGEN

In Tierversuchen konnte die Frucht antimykotische, antibakterielle, entzündungshemmende und immunsteigernde Eigenschaften aufweisen.[85] Hinsichtlich klinischer Studien an menschlichen Teilnehmern fällt die Beweislage jedoch eher dürftig aus, da die Qualität der Untersuchungen zu gering ist, um verlässliche Ergebnisse liefern zu können. Dies gilt speziell für die Behauptung, Noni-Produkte könnten den Cholesterinspiegel und die Blutfettwerte verbessern oder den Blutzuckerspiegel bei Diabetikern

optimieren.[86–88] Genauso wenig gibt es glaubhafte Hinweise, dass der Saft oder der Extrakt der Südseefrucht die Hörfähigkeit verbessert oder Übelkeit durch Narkosemittel nach Operationen bekämpfen kann.[89] Klinische Studien, welche die Wirksamkeit von Noni-Produkten bei Bluthochdruck oder zur Vorbeugung und Behandlung von Krebs untersuchen, lassen sich leider gar nicht finden.

ANBAU

Noni, auch bekannt als indische Maulbeere oder Käsefrucht, hat ihre ursprüngliche Heimat in den Uferwäldern Nordaustraliens, im westpazifischen Raum und in den Uferwäldern des Indischen Ozeans. Über Seefahrer gelangte die Frucht von Australien bis zur polynesischen Inselwelt, vor allem nach Tahiti und Hawaii, wo sie als Naturarznei eingesetzt wird. Die Zulassung in der EU zur Herstellung von Noni-Saft bringt jedoch einige Auflagen für den Vertrieb mit sich, wie etwa die Pasteurisierung des Getränkes und den Verzicht auf Werbeaussagen, welche dem Produkt eine gesundheitsfördernde Wirkung unterstellen.

FORM DER VERABREICHUNG

In der EU darf Noni-Saft seit 2003 als neuartiges Lebensmittel (Novel Food) verkauft werden. Mehrere wissenschaftliche Veröffentlichungen warfen die Frage auf, ob Noni-Saft

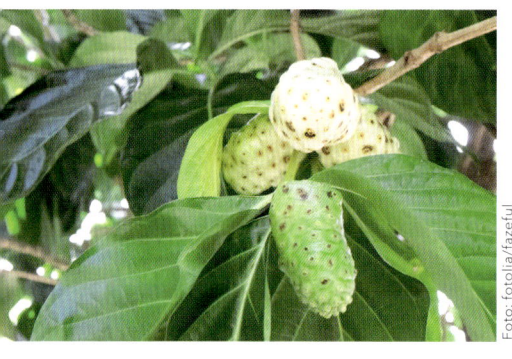

Foto: fotolia/fazeful

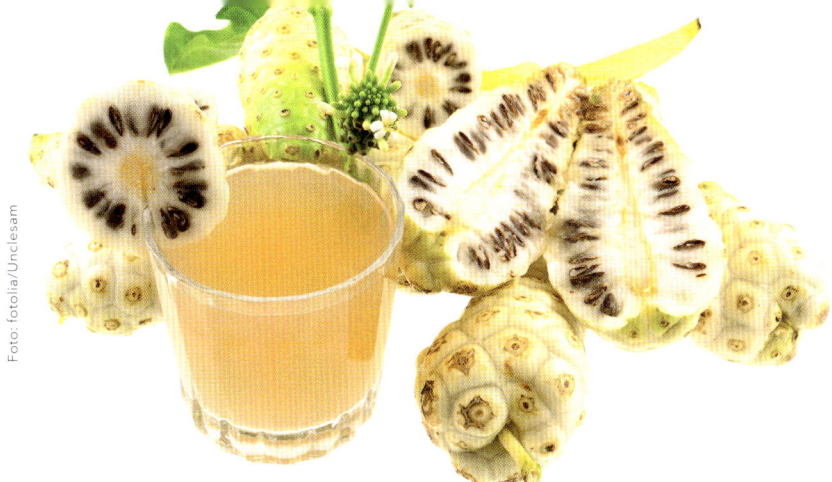

akute Leberentzündungen verursachen könnte. Das wissenschaftliche Gremium für diätetische Produkte, Ernährung und Allergien (NDA) der Europäischen Behörde für Lebensmittelsicherheit (European Food Safety Authority – EFSA) fand nach umfangreichen Untersuchungen jedoch keinen überzeugenden Beweis für einen Zusammenhang zwischen dem Auftreten von akuter Leberentzündung in den beschriebenen Fällen und dem Verzehr von Noni-Saft. Seit 2008 darf auch Tee aus Noniblättern verkauft werden, und 2010 wurden Fruchtpürees und -konzentrate am Markt zugelassen.[90] Vorsicht geboten ist bei Noni-Produkten, die weder gesundheitlich bewertet noch von der EU zugelassen worden sind, wie etwa Kapseln oder Extrakte, die über das Internet angeboten werden.[91]

DOSIERUNG

Durch Studien konnten keine Hinweise für eine empfohlene tägliche Verzehrmenge von Noni-Saft geliefert werden. Hersteller raten jedoch zu einer Menge von 30–60 ml pro Tag.

Nicht zu vergessen ist hierbei, dass ein Liter Saft je Hersteller immerhin zwischen 35 und 40 Euro kostet. Aufgrund von Untersuchungen hinsichtlich des Risikos für Leberschäden stuft die EU 30 ml Noni-Saft täglich als sicher ein. Die Experten der EFSA schließen jedoch generell nicht aus, dass einzelne Personen unter Umständen empfindlich auf die Früchte reagieren könnten. Zu beachten ist, dass die europäischen Behörden bei Novel-Food-Anträgen die Sicherheit der Produkte, nicht aber ihre Wirksamkeit bewerten. Die EFSA warnt ausdrücklich davor, dass Krankheiten durch Noni nicht geheilt werden können. ∎

UMSTRITTENE WIRKUNG

Zwar wird die Wirksamkeit der Nonifrucht hoch gepriesen. Bedenklich ist allerdings, dass sich die viel diskutierten Anthrachinone (sekundäre Pflanzenstoffe, auf denen die heilenden Wirkungen des Noni-Saftes beruhen soll) in der Wurzel der Pflanze finden, die Produkte aber aus den Früchten hergestellt werden.

OLIVEN

(handwritten: EXTRA VERGINE OBERSTE GÜTEKLASSE KALT GEPRESST EXTRA NATIV)

Die Olive (*Olea europea*, *Oleaceae*, engl. olive) ist die Frucht des Öl-baumes. Aus der mediterranen Ernährung sind Oliven und Olivenöl nicht wegzudenken. Früher wurden Oliven aufgrund ihres hohen Fettgehalts gemieden, was sich im Laufe der Zeit als Irrtum herausgestellt hat.

GESUNDHEITLICHE WIRKUNGEN

Die Olive ist neben der Avocado eine Frucht, bei der die durch die Foto-synthese gewonnene Energie fast voll-ständig in Form von Fett gespeichert wird. Die Hauptquelle der einfach ungesättigten Fettsäuren stellt hierbei die Oleinsäure dar, die in verschiedenen Studien positive Auswirkungen in der Risikominimierung für Herzerkrankungen und verschiedene Krebsarten aufweisen konnte. Ihre antioxidativen, entzündungshemmenden, antimikrobiellen und antiviralen Eigenschaften können Arthritis und Allergien lindern und fördern eine gesunde Haut.

Darüber hinaus zeigt sich Oleinsäure hilfreich in der Senkung des Gesamtcholersterins sowie des „schlechten" LDL, das bei Oxidation zu entzündlichen Prozessen und Veränderung der Zellstrukturen und somit zur Bildung von Blutgerinnsel führen kann. Zusammen mit dem hohen Gehalt an Pythosterolen, Vitamin E sowie dem gesundheitsfördernden Chlorophyll und den Carotinoi-den trägt Olivenöl insbesondere zum Schutz der Haut bei, was es zu einem beliebten Inhaltsstoff in der Kosmetikindustrie macht.[92]

ANBAU

Ölbäume sind in der Mittelmeerregion heimisch und werden dort schon seit tausenden Jahren kultiviert. In klimatisch geeigneten Zonen sind sie heute auf der ganzen Welt in vielen Varietäten vertreten, die sich auch durch die Größe der Früchte unterscheiden. Am Anfang ist jede Olive aufgrund des Gehalts an Chlorophyll grün, nimmt jedoch mit zunehmender Reife eine rotbraune und erst am Ende eine schwarze Farbe an. Die bereits im grünen oder violetten Zustand geernteten Oliven sind fester und härter als die schwarzen und haben noch einen starken Bitterton, der durch Einlegen in verdünnte Natronlauge und anschließendes Waschen in Kochsalz-lösung abgemildert wird und zu einer schwarzbraunen Oberfläche führt. Anschließend werden die Früchte in Salzlake oder Öl eingelegt.[49]

FORM DER VERABREICHUNG

Es gibt unzählige Arten von Oliven, wovon rund 300 weltweit kultiviert werden. Die reifen Oliven werden roh, oft eingelegt in Öl, Kochsalzlösung oder verdünnter Milchsäure als Beilagen zu verschiedenen Gerichten gegessen, zum Kochen verwendet oder

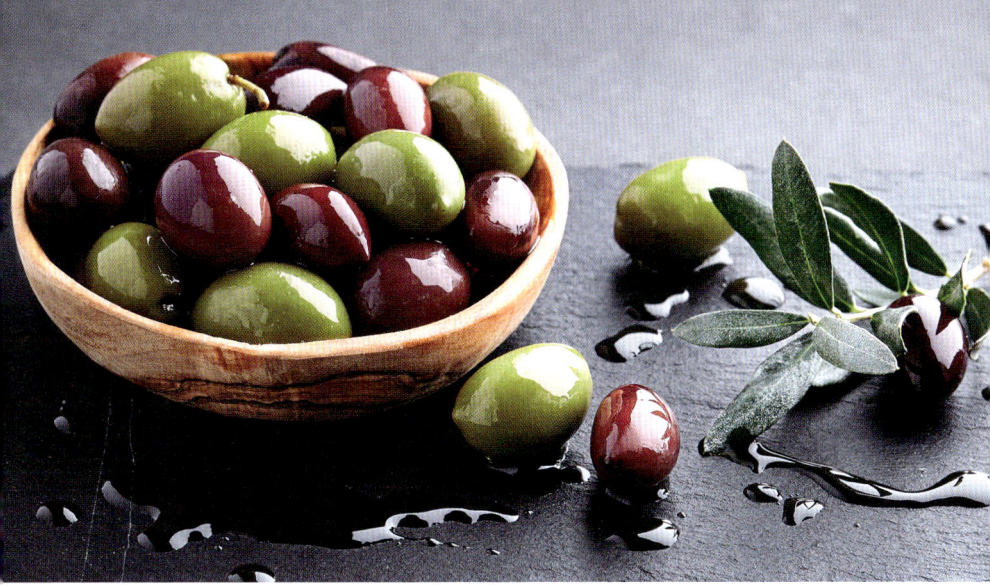

Foto: fotolia/Dionisvera

zur Gewinnung des als Speiseöl sehr wichtigen Olivenöls verarbeitet. Die Kategorisierung von Olivenöl beruht auf der Herstellungsmethode. Bei der Erstpressung, als „Extra Vergine" bezeichnet (entspricht bei uns dem „Nativen Olivenöl Extra"), werden die kalten Oliven mit Steinen oder hydraulischem Druck gepresst und liefern Olivenöl höchster Qualitätsstufe. Die Zweitpressung erfolgt mit heißem Wasser, wobei es hier zu einer Vermischung kommen kann. Die Ölextraktion aus Oliventrester, dem Restbestand aus Erst- und Zweitpressung, findet mithilfe von Lösungsmitteln statt. Diese daraus entstehenden Öle finden Anwendung in der Großindustrie.[94]

DOSIERUNG

Angaben zu Empfehlungen für die tägliche Verzehrmenge von Oliven sowie Olivenöl variieren sehr stark und liegen bei Olivenöl zwischen 10–40 g pro Tag. Beim Kauf von Olivenöl empfiehlt es sich, auf höchste Qualität zu achten und nur zu biologischen, kalt gepressten, extra nativen Ölen zu greifen. Da die phenolischen Verbindungen durch Erhitzen zerstört werden und sogar potenziell krebsauslösende Komponenten bilden, sollte Olivenöl nur für kalte Gerichte wie Salate oder bei sehr niedrigen Temperaturen seinen Einsatz finden. ∎

> ### TEST: OLIVENÖL EXTRA VERGINE
>
> Die Auswahl an Olivenöl Extra Vergine, also Olivenöl der obersten Güteklasse, scheint schier endlos in den Supermarktregalen. Alle Öle mit der Bezeichnung „Natives Olivenöl Extra" („Olivenöl Extra Vergine") müssen laut EU-Verordnung sowohl geruchlich als auch geschmacklich fehlerfrei sein und bestimmten chemischen Anforderungen standhalten.

QUINOA ≠

Quinoa gilt in Südamerika seit rund 7000 Jahren als Grundnahrungsmittel, hat aber dank seines beachtlichen Nährwertprofils mittlerweile weltweit Aufmerksamkeit erregt. Insbesondere der hohe Gehalt an Eiweiß macht es zu einem potenziellen Nahrungsmittel im Kampf gegen Mangel- und Fehlernährung. Dank seiner glutenfreien Natur ist es eine wertvolle Quelle für Menschen mit Glutensensitivität und Zöliakie.[96]

GESUNDHEITLICHE WIRKUNGEN

Einzigartig an Quinoa ist, dass die kleinen Körnchen alle neun essenziellen Aminosäuren enthalten, was für ein pflanzliches Lebensmittel äußerst ungewöhnlich ist, da diese sonst so vollständig fast nur in tierischen Produkten beinhaltet sind. Doch damit nicht genug. Quinoa weist eine Menge verschiedener Mineralien wie etwa Kalzium, Eisen, Zink und Magnesium auf, die für Gesundheit von Knochen und Blut eine wesentliche Rolle spielen.[97] Dank der Aminosäure Tryptophan, die für guten Schlaf und verbesserte Stimmung sorgt, und einem Komplex aus B-Vitaminen unterstützt Quinoa die Hirnleistung und zeigt positive Wirkungen gegen Stress und Angstzustände.[98]

Die enthaltenen einfach und mehrfach ungesättigten Fettsäuren, darunter die bekannten Vertreter Omega-3, dienen nicht nur als Energiequelle, sondern unterstützen lebenswichtige biologische Funktionen des menschlichen Körpers, wodurch sie dem Risiko von Herz-Kreislauf-Erkrankungen und vielen chronischen Entzündungen entgegenwirken.[99] Der niedrige glykämische Index macht die Samen zur idealen Speise für Diabetiker, da er den Blutzuckerspiegel nach dem Essen nur langsam ansteigen lässt und es somit zu einer geringen Insulinausschüttung kommt.

ANBAU

Quinoa fand man ursprünglich in allen Ländern der Andenregion, von Kolumbien über Argentinien bis hin zum Süden Chiles. Der Anbau lag in beinahe allen Gegenden in den Händen von kleinbäuerlichen Betrieben. Aufgrund der enormen Nachfrage hat

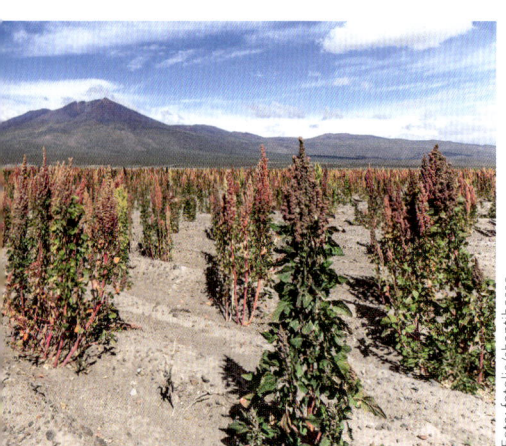

Foto: fotolia/shantihesse

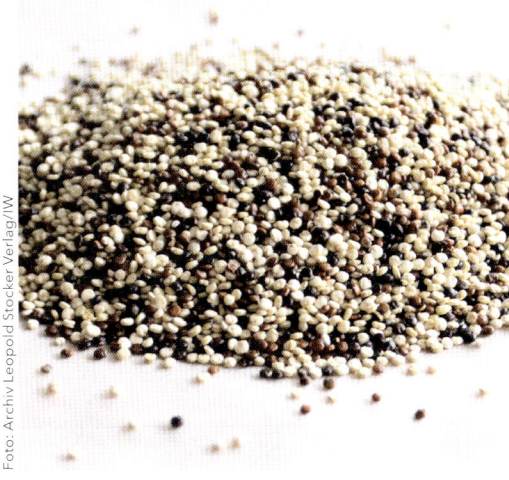

Foto: Archiv Leopold Stocker Verlag/IW

sich jedoch die Gesamtproduktion von 70.000 Tonnen im Jahr 1992 bis 2010 um das Doppelte, wenn nicht fast schon das Dreifache erhöht. Die Kultivierung von Quinoa hat sich mittlerweile auf über 70 Länder ausgebreitet, wozu neben Frankreich, England, Schweden, Dänemark, Holland und Italien auch Kenia, Indien und die USA zählen.

2013 wurde von den Vereinten Nationen als „Internationales Jahr des Quinoa" ausgerufen, womit man den ursprünglichen Anbaumethoden der Andenbewohner Anerkennung und Tribut leisten wollte.[100]

FORM DER VERABREICHUNG

Quinoa wird botanisch als Samen angesehen, genutzt wird es allerdings wie ein Getreide. Seine kleinen, nussig schmeckenden Samen haben Ähnlichkeit mit Hirsekörnern, dabei ist die Pflanze eigentlich mit Mangold, Spinat und der Roten Rübe verwandt.

Die Varianten der Samen haben verschiedene Schattierungen von weiß über gelb und rot bis zu schwarz, diese weisen den höchsten Eiweißgehalt auf. Alle Sorten können gekocht, zu Mehl verarbeitet oder wie Popcorn gepoppt werden, das dann als Bestandteil von Müslis oft verwendet wird. Quinoa kann auch roh gegessen werden, indem man die Samen nach dem Waschen 24 Stunden in Wasser einweicht und so keimen lässt.

DOSIERUNG

Eine Empfehlung zur täglichen Verzehrmenge gibt es bei Quinoa nicht. Ganz im Gegenteil, durch seine vielseitigen Einsatzmöglichkeiten bietet er sich für süße sowie pikante Speisen an und kann als Beilage, Hauptgericht, Salat und vieles mehr verwendet werden. ∎

QUINOA GRÜNDLICH WASCHEN!

Einziger Wermutstropfen sind die im Quinoa enthaltenen Saponine. Mit diesen bitter schmeckenden Stoffen schützt sich die Pflanze vor Schädlingen. Beim Menschen können sie Blutzellen schädigen und die Darmschleimhaut reizen. Unter Umständen gelangen so Schadstoffe ins Blut. Besonders gefährlich ist das für Kleinkinder, deren Verdauungssystem noch nicht vollkommen entwickelt ist. Aber auch Erwachsene sollten Quinoakörner vor der Verarbeitung gründlich waschen. Will man ganz sichergehen, isst man am besten nur gekochten Quinoa.

KAPITEL 3 | EXOTISCHE SUPERFOODS **59**

SPEISEPILZE

Dieses Superfood zählt nicht nur zu den Exoten, da viele Pilzarten auch bei uns gezüchtet werden. Bei Pilzen unterscheidet man im Großen und Ganzen zwischen drei Kategorien: den essbaren, den medizinischen und den giftigen Arten. Im Hinblick auf die Gesundheit haben sowohl essbare als auch medizinische Pilze förderliche Wirkungen auf den menschlichen Körper.[101]

GESUNDHEITLICHE WIRKUNGEN

Ihr Nährstoffprofil ist niedrig an Kalorien und Fett, jedoch reichhaltig an Eiweiß, Kohlenhydraten und Ballaststoffen. Sie beinhalten eine umfangreiche Varietät an Mineralien und Spurenelementen wie etwa Kalium, Kupfer und Selen sowie verschiedene Vitamine, wozu die B-Vitamine Riboflavin und Niacin sowie auch Folsäure zählen.

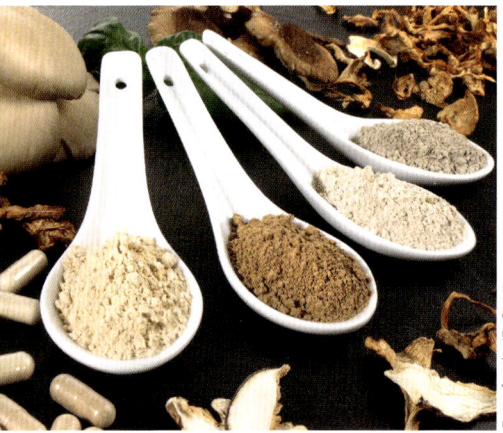

Foto: fotolia/ExQuisine

Durch den hohen Gehalt an Selen, einem hochwirksamen Antioxidans, wird Pilzen eine Risikominimierung bestimmter Krebsarten wie etwa Prostata oder Lunge nachgesagt.[102]

Neben all den ernährungsrelevanten Vorteilen stellen bestimmte Pilze auch eine wichtige Quelle für biologisch aktive Komponenten mit potenziell medizinischem Wert in der chinesischen Medizin dar. Unter den sekundären Pflanzenstoffen finden sich phenolische Substanzen, Phytosterole und Triterpene, die allesamt zum unvergleichlichen Geschmack, Geruch und Flavour von Pilzen beitragen.

Immunstimulierende Polysaccharide wie das in **Shiitake-Pilzen** enthaltene Lentinan zeigten sich in Zellstudien an der Stimulierung der Leukozytenaktivität beteiligt. Die in **Maitake-Pilzen** enthaltenen Polysaccharide sollen eine krebszellenhemmende Wirkung aufweisen.

Trotzdem muss erwähnt werden, dass Pilze die Fähigkeit haben, unerwünschte potenziell toxische Spurenelemente wie Arsen, Blei, Kadmium und Quecksilber anzureichern, was bei sehr hohem Konsum zu gesundheitsschädlichen Wirkungen führen kann.[103]

Letztlich muss festgehalten werden, dass für die Untersuchung mineralischer Bestandteile in Pilzen akkurate und präzise Messmethoden notwendig sind, um eine klar strukturierte

Dokumentation aller beeinflussenden Aspekte zu berücksichtigen.[104]

ANBAU

Die essbaren Pilze gehören fast ausschließlich zu den Familien der *Polyporaceae* (Unterfamilie *Boletus*) und der *Agaricaceae*.

Sowohl bei wilden als auch kultivierten Speisepilzen hängt der Produktionsort von der Art ab. Während **Champignons**, **Egerlinge** und **Parasol** in Europa sowie den USA verbreitet sind, werden exotischere Arten wie **Maitake**, **Reishi** und **Shiitake** primär in Japan und China angebaut. Doch neben Landwirten haben sich auch Hobbygärtner in Österreich bereits erfolgreich an die Züchtung verschiedener Exoten gemacht. Denn hat man den passenden Standort ausgewählt, steht dem eigenen Pilzanbau nichts mehr im Wege, und man schafft es mit relativ geringem Aufwand, schnell und ertragreich Pilze selbst zu kultivieren.

FORM DER VERABREICHUNG

Zu kaufen bekommt man Speisepilze sowohl frisch als auch getrocknet. Abgesehen von der Variabilität durch natürliche Gegebenheiten wie Boden, Lebensraum und Umweltfaktoren ist bislang nur wenig bekannt über den Einfluss von Verarbeitung, Lagerung und Kochprozessen auf den Gehalt und die Veränderung der Zusammensetzung der enthaltenen Mineralien

sowie deren Bioverfügbarkeit für den menschlichen Körper.[105]

DOSIERUNG

Gesundheitsbezogene Tagesempfehlungen für die Zufuhr von Speisepilzen lassen sich in der Literatur nicht finden. Durch pharmakologische Effekte wird jedoch eine mögliche Verbindung zwischen dem Konsum von Pilzen oder Pilzprodukten mit einem gesundheitlichen Nutzen gezogen.[106] ■

SHIITAKE-DERMATITIS

Shiitake-Pilze stehen auch in Österreich vermehrt auf dem Speisezettel. Dem aus der japanischen und chinesischen Küche stammenden Pilz werden neben guten Würz- und Geschmackseigenschaften auch verschiedene für die Gesundheit positive Wirkungen zugeschrieben. Aus der Literatur ist allerdings bekannt, dass nach dem Verzehr solcher Pilze in einigen Fällen Hautreaktionen auftraten, die sogenannte Shiitake-Dermatitis. Vermeintlicher Auslöser dieser Unverträglichkeitsreaktion ist das Polysaccharid Lentinan. Derartige Reaktionen können auch dann auftreten, wenn die Pilze vor dem Verzehr gut gekocht wurden. Obwohl bislang relativ wenige Fälle bekannt sind, werden Verbraucher dennoch auf dieses Risiko beim Verzehr von Shiitake-Pilzen hingewiesen.[107]

SPIRULINA ≠

Die Spirulina-Alge (*Arthrospira*) gilt bereits seit tausenden von Jahren als Bestandteil im Lebensmittel-, Futtermittel- und therapeutischen Bereich. Als Nahrungsmittel reicht ihre lange Geschichte bis zu den Azteken in Mexiko zurück, sie wird auch schon lange von Naturvölkern rund um den Tschadsee in West- und Zentralafrika verwendet. In den letzten 40 Jahren wurde Spirulina in unseren Breitengraden stark kommerzialisiert.

GESUNDHEITLICHE WIRKUNGEN

Spirulina zeichnet sich durch einen extrem hohen Proteingehalt aus, der mit 55–70 % (im Trockengewicht) als höchster Wert unter allen natürlichen Lebensmitteln gilt und jenen von Fleisch, Milch, Eiern und Sojabohnen übertrifft. Daneben finden sich in Spirulina Kohlenhydrate, alle essenziellen Aminosäuren, Mineralstoffe, allen voran Eisen, essenzielle Fettsäuren, Vitamine und Pflanzenpigmente. Betrachtet man die genannten Inhaltsstoffe, spielen vorrangig das Protein Phycocyanin (jener Stoff, der neben Chlorophyll für die kräftig grüne Farbe der Alge verantwortlich ist), verschiedene Polysaccharide sowie die Gamma-Linolensäure eine wichtige Rolle im Hinblick auf die Verbesserung unterschiedlicher körperlicher Funktionen. Gamma-Linolensäure, oft kurz GLA genannt, ist eine drei-fach ungesättigte Omega-6-Fettsäure, die sich als wesentlich für die Nervenreizleitung im Gehirn sowie zur Senkung des Blutdrucks erwiesen hat. Die antioxidative Kapazität beruht insbesondere auf dem Gehalt an Beta-Carotin, von welchem man behauptet, dass es sich in Spirulina am meisten finden lässt, und dem schon genannten Phycocyanin, wodurch es zur Hemmung von entzündlichen Prozessen und den damit verbundenen Schmerzen kommen kann.[108]

Darüber hinaus konnten neueste experimentelle Beweise die Aussage zur Immunmodulation und antiviralen Effektivität durch eine Supplementation mit Spirulina bekräftigen.[109]

ANBAU

Spirulina kommt in stark alkalischen Salzseen vor und besiedelt flache, subtropische bis tropische Gewässer mit hohem Salzgehalt, vor allem in Mittelamerika, Südostasien, Afrika und Australien. Die Ernte der Algen findet zum Großteil mit Booten statt, von denen aus man die Algen durch einen Filter pumpt, diese anschließend mit Frischwasser wäscht und im weiteren Verlauf die daraus gewonnene Biomasse mit Heißluft trocknet. Diese Masse wird für den Vetrieb zu Tabletten gepresst, in Kapseln eingeschlossen oder pulverisiert. Die Kultivierung von Spirulina ist relativ einfach und findet daher bereits in vielen Entwicklungsländern ihre Anwendung, um mithilfe des hohen Eiweißgehalts der Alge gegen die Mangelernährung der Bevölkerung anzukämpfen.[110]

FORM DER VERABREICHUNG

Spirulina wird in vielen unterschiedlichen Verabreichungsformen angeboten: als Inhaltsstoff von Getränken, in frischen Säften und Saftkonzentraten, in gefrorenen Desserts, in Keksen und Rohkostriegeln, in Getreideprodukten und Pasta, in Milchprodukten, als Pflanzenproteinpulver, als Nahrungsergänzungsmittel, in verarbeiteten Fruchtmischungen, in Gemüsesäften, als Snack sowie in Suppenmischungen. Außerdem wird Spirulina dank ihrer intensiven Farbe in der Lebensmittelindustrie oft als Farbstoff eingesetzt.[111]

DOSIERUNG

Bei Spirulina handelt es sich rechtlich gesehen um ein Lebens- und Nahrungsergänzungsmittel. Als empfohlene Tagesdosis wurden in Studien Mengen von 1–10 g pro Tag für Erwachsene als sicher bewertet. Als Inhaltsstoff in Lebensmitteln wird ein Level von 0,5–3 g Spirulina pro Portion als Mengenangabe vorgeschrieben, das sind in etwa 1500 mg in einem Spirulinagetränk oder 500 mg in einem Spirulinariegel. ■

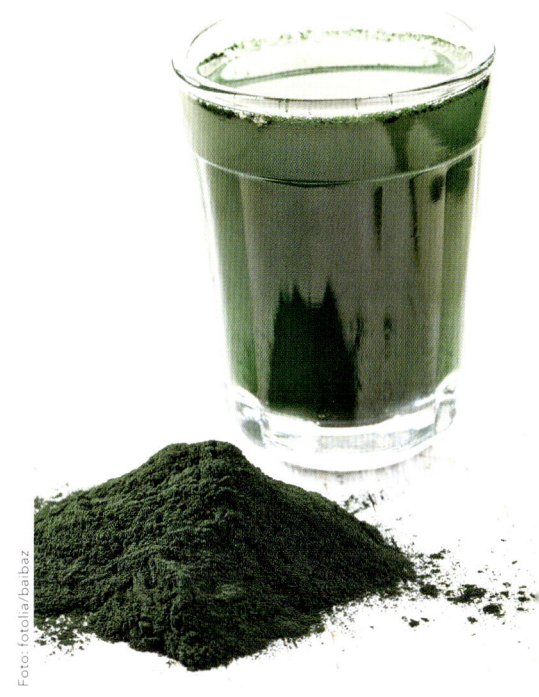

Foto: fotolia/baibaz

MEHR SCHEIN ALS SEIN

Werbung rund um die Spirulina-Algen sollte immer mit Vorsicht genossen werden, denn viele Vitamine, Mineralstoffe und sonstigen Vitalstoffe sind dort nur vereinzelt ausgelobt. So enthalten manche Produkte recht viel Eisen, wobei nicht geklärt ist, ob die zusätzliche Zufuhr Krankheitsrisiken nicht eventuell sogar erhöht. Probleme macht auch die Angabe über den hohen Gehalt an Vitamin B 12, wobei sich dieses in Spirulina überwiegend in einer für Menschen nicht verwertbaren Form findet. Und für das auf manchen Produkten beworbene Chlorophyll braucht niemand zur Alge zu greifen, denn dieses steckt in allen grünen Pflanzenteilen, auch in heimischen grünen Gemüsesorten.[112]

LITERATURQUELLEN

1 Folmer F., Basavaraju U., Jaspars M., Hold G., El-Omar E., Dicato M., Diedrich M.: Anticancer effects of bioactive berry compounds. Phytochem Rev; 2014.

2 Schauss A., Wu X., Prior R. L., Ou B., Patel D., Huang D., Kababick J. P.: Phytochemical and Nutrient Composition of the Freeze-Dried Amazonian Palm Berry, Euterpe oleraceae Mart. (Acai). J. Agric. Food Chem.;2006.

3 Marcason, W.: What Is the Açaí Berry and Are There Health Benefits? Journal of the American Dietatic Associations; 2009.

4 e.V. aT. https://www.superfoods-abc.de/acai-beere/acai-beere-ernte-und-verarbeitung [cited 2015.20.12.2015].

5 Haytowitz D., Bhagwat S.: U.S. Department of Agriculture (USDA) Database for the Oxygen Radical Absorbance Capacity (ORAC) of Selected Foods; 2010.

6 Maoquan, C., Haikuo L., Qiang W., Fangjie W., Donglu, S.: Pluronic-encapsulated natural chlorophyll nanocomposites for in vivo cancer imaging and photothermal/photodynamic therapies. Biomaterials; 2014.

7 Mohamed A., Osman G., Salem T., Elmalawany A.: The hepatoprotective activity of blue green algae in Schistosoma mansoni infected mice; 2014.

8 Nitsch, P.: Süßwasseralgen zeigen die bessere Eignung. Fleischwirtschaft; 2007.

9 UGB Forum: AFA Algen – Das blaue Wunder; 2003.

10 Algenpräparate: Die grüne Gefahr, Journal Gesundheit.Stiftung Warentest; 2011.

11 Bundesinstitut für Risikobewertung, BgVV und BfArM warnen: Nahrungsergänzungsmittel aus AFA-Algen können keine medizinische Therapie ersetzen; 2002.

12 Vogler B., Ernst E.: Aloe vera: a systematic review of its clinical effectiveness. British Journal of General Practice; 1999.

13 Sharma P., Kharkwal A. C., Kharkwal H., Abdin M. Z., Varma A.: A rewiev of Pharmacological Properties of Aloe Vera. Int. J. Pharm. Sci. Rev. Res.; 2014.

14 Shelton R. M.: Aloe vera. Its chemical and therapeutic properties. Int J Dermatol.; 1991.

15 Rajasekaran S., Ravi, K., Sivagnanam K.,Subramanian S.: Beneficial effects of aloe vera leaf gel extract on lipid profile status in rats with streptozotocin diabetes. Clin Exp Pharmacol Physiol; 2006.

16 Manoj K., Shruti R., Ravinder N., Hemalatha R., Ramakrishna A., Sudarshan V. et al.: Probiotic Lactobacillus rhamnosus GG and Aloe vera gel improve lipid profiles in hypercholesterolemic rats, Nutrition 29, 2013.

17 Aloe Vera – Die wahre Aloe, Stiftung Warentest; 2003.

18 Kopec, R. E. et al.: Avocado Consumption Enhances Human Postprandial Provitamin A Absorption and Conversion from a Novel High-b-Carotene Tomato Sauce and from Carrots. J. Nutr.; 2014.

19 Wang L., Bordi P. L., Fleming J. A., Hill A. M., Kris-Etherton P. M.: Effect of a Moderate Fat Diet With and Without Avocados on Lipoprotein Particle Number, Size and Subclasses in Overweight and Obese Adults: A Randomized, Controlled Trial. J Am Heart Assoc.; 2015.

20 Maingi, Z., Wairimu E., Kalisa R., Makunda J., Nduta M.: Health benefits associated with avocado. Research; 2015.

21 Lee, E. A. et al.: Targeting Mitochondria with Avocatin B Induces Selective Leukemia Cell Death. Cancer Res; 2015.

22 Dorantes L., Parada L., Ortiz, A.: Avocado: Post-Harvest Operation Food and Agriculture Organization of the United Nations; 2004.

23 Papademetriou M., K.:, Food and Agriculture Organization of the United Nations – Regional Office for Asia and the Pacific, Bangkok, Thailand; 2000.

24 Dreher M. L., Davenport A. J.: Hass Avocado Composition and Potential Health Effects. Critical Reviews in Food Science and Nutrition; 2013.

25 Chirinos R., Galarza J., Betalleluz-Pallardel I., Pedreschi R., Campos D.: Antioxidant compounds and antioxidant capacity of Peruvian camu-camu (Myrciaria dubia (H.B.K.) McVaugh) fruit at different maturity stages. Food chemistry; 2010.

26 Inoue T., Komoda H., Uchida T., Node K.: Tropical fruit camu-camu (Myrciaria dubia) has anti-oxidative and anti-inflammatory properties. Journal of Cardiology; 2008.

27 Rodrigues R.B., Papagiannopoulos M., Maia J.G.S., Yuyama K. and Marx F.: Camu-camu: a Promising Fruit from the Amazon Basin, J. Agr. Food Chem. 2005

28 Penn, J. W.: The cultivation of camu camu (Myrciaria dubia): a tree planting proge in the Peruvian Amazon. Forests, Trees and Livelihoods, vol.16 2006

29 Galaverna, G. et al.: A new integrated membrane process for the production of concentrated blood orange juice: effect on bioactive compounds and antioxidant activity. Food Chemistry 106, 2008

30 United States Department of Agriculture, Agricultural Research Service, National Nutrient Database for Standard Reference Release 28

31 Ayerza R. Oil content and fatty acid composition of chia (Salvia hispanica L.), from five northeastern locations in northwestern Argentina, Journal of the American Oil Chemists' Society, 72, 1995

32 Garg M. L., Wood L.G., Singh H., Moughan P.J.: Means of delivering recommended levels of long chain n-3 polyunsaturated fatty acids in human diets Journal of Food Science, 71, 2006

33 Capitani M.I., Spotorno V., Nolasco S.M., Tomás M.C.: Physicochemical and functional characterization of by-products from chia (Salvia hispanica L.) seeds of Argentina, LWT - Food Science and Technology, 45, 201234 Authorising the placing on the market of Chia seed (Salvia hispanica) as novel food ingredient under Regulation (EC) No 258/97 of the European Parliament and of the Council, Official Journal of the European Union; 2009.

35 European Commision, Novel Food Catalogue, Sphaerotrichia divaricata; 2015.

36 Mingliang J., Qingsheng H., Ke Z., Peng S.: Biological activities and potential health benefit effects of polysaccharides isolated from Lycium barbarum L. International Journal of Biological Macromolecules; 2013.

37 Bin I., Minglin J., Hongbo L.: Water-soluble polysaccharide from dried Lycium barbarum fruits: Isolation, structural features and antioxidant activity. Carbohydrate Polymers; 2011.

38 Luo Q. et al.: Lyciumbarbarum polysaccharides induce apoptosis in human prostate cancer cells and inhibits prostate cancer growth in a xenograft mouse model of human prostate cancer. Journal of Medicinal Food; 2009.

39, 40, 41 Amagase, H., Farnsworth N. R.: A review of botanical characteristics, phytochemistry, clinical relevance in efficacy and safety of Lycium barbarum fruit (Goji). Food Research International; 2011.

42 Ahrens, Siebertz: Gojistrauch und Gojibeere, Ahrens + Sieberz GmbH & Co KG; Siegburg 2016.

43 Faria, A., Calhau, C.: The Bioactivity of Pomegranate: Impact on Health and Disease. Critical Reviews in Food Science and Nutrition; 2011.

44 Terman, A. and Brunk, U. T.: Oxidative stress, accumulation of biological "garbage" and aging. Antioxid Redox Signal 8; 2006.

45 Curry, S. C.: Breast enhancement system. US pat. 6673366. de Nigris, F., Balestrieri, M. L., Williams-Ignarro, S., D'Armiento, F. P., Fiorito, C., Ignarro, L. J., and Napoli, C.: The influence of pomegranate fruit extract in comparison to regular pomegranate juice and seed oil on nitric oxide and arterial function in obese Zucker rats. Nitric Oxide; 2007.

46 Cabrera C., Giménez R., López M.C.: Determination of Tea Components with Antioxidant Activity. J. Agric. Food Chem.; 2003.

47 Dufresne C. J., Farnworth E. R.: A review of latest research findings on the health promotion properties of tea. Journal of Nutritional Biochemistry; 2001.

48 Khan, N., Mukhtar H.: Tea polyphenols for health promotion. Life Sciences; 2007.

49 Univ.-Prof. Dr. Ebermann, R., Univ.-Prof. Dr. Elmadfa, I. Lehrbuch Lebensmittelchemie und Ernährung; Vienna, Springer Verlag; 2011.

50 NDR. Die Reportage. Die schmutzige Seite des Tees; 2013.

51 Stiftung Warentest. Einige grüen Tees für die Gesundheit auf Dauer riskant; 2015.

52 Valcic S. et al.: Antioxidant Chemistry of Green Tea Catechins. Identification of Products of the Reaction of (−)-Epigallocatechin Gallate with Peroxyl Radicals. Chem. Res. Toxicol; 1999.

53 Grünteesorten, Demel; 2016.

54 Badreldin H. A., Blunden G., Musbah O. T., Nemmar A.: Some phytochemical, pharmacological and toxicological properties of ginger (Zingiber officinale Roscoe): A review of recent research. Food and Chemical Toxicology; 2008.

55, 56 Shukla Y., Singh M.: Cancer preventive properties of ginger: A brief review. Food and Chemical Toxicology; 2007.

57 Grzanna R., Lindmark L., Frondoza C.: Ginger—An Herbal Medicinal Product with Broad Anti-Inflammatory Actions. J Med Food; 2005.

58 Wilson P. B.: Ginger (Zingiber Officinale) as an anagelsic and ergogenic aid in sport: A systemtic review, Journal Of Strength And Conditioning. Research; 2015.

59 Badreldin H. A., Blunden G., Musbah O. T., Nemmar A.: Some phytochemical, pharmacological and toxicological properties of ginger (Zingiber officinale Roscoe): A review of recent research. Food and Chemical Toxicology; 2008.

60 FAOSTAT data, Food and Agriculture Organization of the United Nations;2014.

61 Bryer E.: A literature review of the effectiveness of ginger in alleviating mild-to-moderate nausea and vomiting of pregnancy. US National Library of Medicine National Institute of Health J Midwifery Womens Health; 2005.

62 Waleed M., Wisam S. N.: The effect of ginger on semen parameters and serum FSH, LH and testosterone of infertile men. Tikrit Medical Journal; 2012.

63 Schinella G. et al.: Antioxidant properties of polyphenol-rich cocoa products industrially processed. Food Research International; 2010.

64 Weisburger J. H.: Chemopreventive effects of cocoa polyphenols on chronic diseases. Experimental Biology and Medicine; 2000.

65 Hayek, N.: Chocolate, gut microbiota, and human health. Front. Pharmacol.; 2013.

66 Franco R., Oñatibia-Astibia A., Martínez-Pinilla E.: Health Benefits of Methylxanthines in Cacao and Chocolate. Nutrients; 2013.

67 Rusconi M., Conti A.: Theobroma cacao L., the Food of the Gods: A scientific approach beyond myths and claims. Pharmacological Research; 2010.

68 Göbel A.: Kakao aus der Elfenbeinküste, Wie Kinder für unsere Schokolade schuften. WELTZEIT; 2014.

69 Agyemang-Yeboah F.: Health Benefits of Coconut (Cocos nucifera Linn.) Seeds and Coconut Consumption, Nuts and Seeds in Health and Disease Prevention; 2011.

70, 71 DebMandal M., Mandal S.: Coconut (Cocos nucifera L.: Arecaceae): In health promotion and disease prevention. Asian Pacific Journal of Tropical Medicine; 2011.

72 Noor N. M., Aziz A. A., Sarmidi, M. R., Aziz R.: The effect of virgin coconut oil loaded solid lipid particles (VCO-SLPs) on skin hydration and skin elasticity, Jurnal Teknologi (Sciences and Engineering), 2013

73 Saat M., Singh R., Sirisinghe R. G., Nawawi M.: Rehydration after exercise with fresh young coconut water, carbohydrate-electrolyte beverage and plain water, Physiol Anthropol Appl Human Sci. 2002

74 siehe 49

75 Dröscher V.: Affen als Sklaven – Bei der harten Dressur gibt es keine Belohnung. Die ZEIT ;1967.

76 Schmökel L.: Kokoswasser im Test.Fitfor Fun; 2015.

77 Wang Y., Wand Y., McNeil B., Harvey L. M.: Maca: An Andean crop with multi-pharmacological functions. Food Research International; 2007.

78 Zheng B. L. et al.: Effect of lipidic extract from Lepidium meyenii on sexual behavior in mice and rats. Urology;2000.

79 Meissner H. O., Kapcynski W., Mscisz A., Lutomski J.: Use of Gelatinized Maca (Lepidium Peruvianum) in Early Postmenopausal Women. Int J Biomed Sci.; 2005.

80 López-Fando A., Gómez-Serranillos M. P., Lock I. O., Upamayt U. P., Carretero M. E.: Lepidium peruvianum chacon restores homeostasis impaired by restraint stress. Phytotherapy Research; 2004.

81 Stone M., Ibarra A., Roller M., Zangara A., Stevenson E.: A pilot investigation into the effect of maca supplementation on physical activity and sexual desire in sportsmen. Journal of Ethnopharmacology 126; 2009.

82 Hermann M., Bernet T.: The transition of maca from neglect to market prominence: Lessons for improving use strategies and market chains of minor crops. Bioversity International; 2009.

83 Bundesministerium für Risikobewertung Deutschland, Risikobewertung macahaltiger Nahrungsergänzungsmittel. Stellungnahme Nr. 024/2007 des BfR; 2007.

84 Tharakan B., Manyam B. V.: Botanical therapies in sexual dysfunction. Phytotherapy Research; 2005.

85 Lohani, M. et al.: Immunomodulatory Properties of Noni (Morinda citrifolia). Faseb Journal; 2011.

86 Wang M. Y. et al.: Noni juice improves serum lipid profiles and other risk markers in cigarette smokers. Scientific World Journal; 2012.

87 Sasnan, G. S., E. Hanani et al.: Effect of Morinda citrifolia fruit extract capsule on total cholesterol levels in patients with hypercholesterolemia. Tropical Journal of Pharmaceutical Research; 2014.

88 Sabitha, P. et al.: The beneficial effects of Noni fruit juice in diabetic patients. Journal of Clinical and Diagnostic Research; 2009.

89 Prapaitrakool S, Itharat A.: Morinda citrifolia Linn. for prevention of postoperative nausea and vomiting. J Med Assoc Thai.; 2010.

90 EFSA Panel on Dietetic Products, Nutrition and Allergies (NDA), Opinion on the safety of Tahitian Noni® 'Morinda citrifolia (noni) fruit puree and concentrate' as a novel food ingredient; 2009.

91 Können Noni-Säfte die Gesundheit schädigen? Aktualisierte Information Nr. 045/2006 des BfR; 2006.

92 Charoenprasert, S., Mitchell, A.: Factors influencing phenolic compounds in table olives (Olea europaea). Journal of agricultural and food chemistry; 2012.

93 siehe 49

94 Shultz, S.: Olive Oil. Journal of Agricultural & Food Information; 2003.

95 Olivenöl - Wilde Mischung. KONSUMENT; 2015.

96 Vega-Gálvez, A. et al.: Nutrition facts and functional potential of quinoa (Chenopodium quinoa willd.), an ancient Andean grain: A review. Journal of the Science of Food and Agriculture; 2010

97 Repo-Carrasco R., Espinoza C. and Jacobsen S.E.: Nutritional value and use of the Andean crops quinoa (Chenopodium quinoa) and kan~iwa (Chenopodium pallidicaule). Food Rev Int; 2003

98 Munoz-Llancao P., Martínez E.A., Wyneken U. and Dagnino-Subiabre A.: Pseudo cereal quinoa improves memory and decreases anxiety of stressed rats: behavioral and molecular approaches. Congress of Neurosciences of Latin America, Caribbean and Iberian Peninsula; 2008.

99 Simopoulos, A. P.: The importance of the ratio of omega-6/omega-3 essential fatty acids. Biomedicine & Pharmacotherapy; 2002.

100 Food and Agriculture Organization of the United Nations: The International Year of Quinoa; 2013

101 de Román M. de Boa E., Woodward S.: Wild-gathered fungi for health and rural livelihoods. Proceedings for the Nutrition Society; 2006.

102 Falandysz J. et al.: Multivariate characterization of elements accumulated in King Bolete Boletus edulis mushroom at lowland and high mountain regions. J Environ Sci Health A.; 2008.

103 Jarzyńska G., Falandysz J.: Selenium and 17 other largely essential and toxic metals in muscle and organ meats of Red Deer (Cervus elaphus)—consequences to human health. Environ Int; 2011.

104 Falandysz, J., Borovička, J.: Macro and trace mineral constituents and radionuclides in mushrooms: health benefits and risks, Appl Microbiol Biotechnol; 2013.

105 Svoboda L., Zimmermannová K., Kalač P.: Concentrations of mercury, cadmium, lead and copper in fruiting bodies of edible mushrooms in an emission area of a copper smelter and a mercury smelter. Sci Total Environ; 2000.

106 Friedman, M.: Chemistry, Nutrition, and Health-Promoting Properties of Hericium erinaceus (Lion's Mane) Mushroom Fruiting Bodies and Mycelia and Their Bioactive Compounds. Journal Of Agricultural And Food Chemistry; 2015.

107 Bundesinstitut für Risikobewertung, Gesundheitliches Risiko von Shiitake-Pilzen. Stellungnahme des BfR; 2004

108 Belay, A.: in Spirulina in Human Nutrition and Health. Gershwin, M.E., Belay, A.: CRC Press, Taylor and Francis Group. London; 2008.

109 Sotiroudis, T. G.: Health aspects of Spirulina (Arthrospira) microalga food supplement. Journal Of The Serbian Chemical Society; 2013.

110 Ahsan M., Habib, B., Parvin M., Tim C., Huntington M., Hasan, R.: Food and Agriculture Organizatino of the United Nations: A Review on culture, production and use of spirulina as food for humans and feeds for domestic animals and fish; 2008.

111 FDA: Agency Response Letter GRAS Notice No. GRN 000417; 2012.

112 Algenpräparate: Die grüne Gefahr. Journal Gesundheit, Stiftung Warentest; 2011.

KAPITEL 4

HEIMISCHE SUPERFOODS

NICOLE ZÖHRER

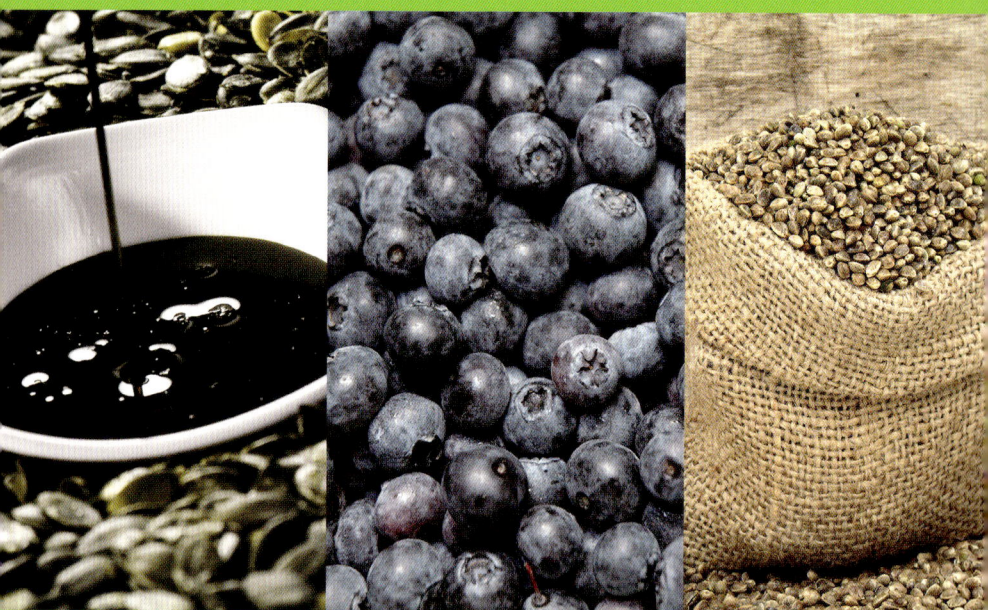

Fotos v. l. n. r.: Gemeinschaft Steirisches Kürbiskernöl/Pixelmaker.at, Georg Innerhofer, fotolia/TwilightArtPictures

ARONIA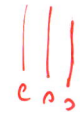

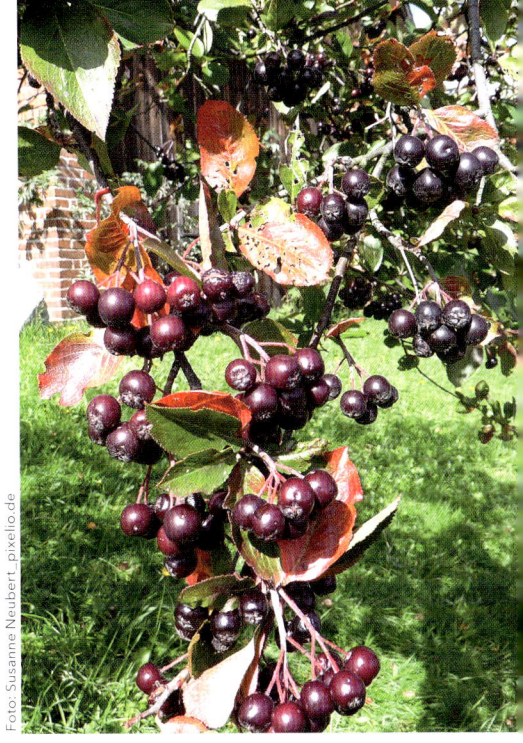

Foto: Susanne Neubert_pixelio.de

Sie ist der Newcomer unter den heimischen Superfoods: die Aroniabeere. Obwohl die blau-violetten Beeren vor allem in östlichen Ländern schon seit Jahrzehnten in der Volksheilkunde geschätzt werden, haben ihr erst wissenschaftliche Beweise ihrer hohen antioxidativen Kraft jetzt auch bei uns den Durchbruch gebracht.

GESUNDHEITLICHE WIRKUNG

Im Mittelpunkt ihrer gesundheitsförderlichen Inhaltsstoffe stehen Anthocyane und Proanthocyanidine. Sie geben den Beeren nicht nur ihre dunkle Farbe, sondern wirken auch als hochpotente Radikalfänger. Ihr antioxidatives Potenzial übersteigt jenes von Heidelbeeren um das mehr als Fünffache, das der Cranberrys sogar um das mehr als Achtfache.[1] Auch Johannisbeeren und Holunder können der Apfelbeere, wie die Aronia auch genannt wird, bei weitem nicht das Wasser reichen.[2] Die Wirkung ihrer Antioxidantien wurde in einer Humanstudie mit Ruderern nun auch wissenschaftlich bestätigt. Bei einer täglichen Aufnahme von 150 ml Aroniasaft über ein Monat hinweg konnte die Konzentration an Markern für oxidativen Stress im Blut der Sportler signifikant verringert werden.[3] Darüber hinaus punktet die Aroniabeere als Schutzinstrument vor Krebs- und Herz-Kreislauf-Erkrankungen und beugt Leberschäden vor. Diese Wirkungen sind ebenfalls direkt oder indirekt auf ihre antioxidativen Inhaltsstoffe zurückzuführen, die u. a. lipid- und blutdrucksenkende Eigenschaften haben.[4] Bei Patienten mit Diabetes zeigte eine tägliche Einnahme von 200 ml Aroniasaft über drei Monate hinweg eine positive Wirkung auf den Nüchternblutzuckerspiegel.[5]

FORM DER VERABREICHUNG

Wegen ihres herben Geschmacks werden die Beeren selten frisch gegessen, sondern meist zu Saft, Sirup oder Marmelade verarbeitet. Getrocknet sind sie eine wertvolle Zutat in Müsli und Co.[6] ∎

BRENNNESSEL

Die Brennnessel gehört zu den am häufigsten vorkommenden Wildpflanzen. Wenn man ihr begegnet, hält man aber wegen ihrer unliebsamen Brennhaare gerne Abstand. Durch den richtigen Umgang verlieren diese jedoch ihre unangenehme Wirkung und man kommt unversehrt in den Genuss der reichhaltigen Inhaltsstoffe des Wildkrautes.

GESUNDHEITLICHE WIRKUNG

Die Forschung hat ihren Blick bisher vor allem auf die pharmakologische Wirkung der Brennnessel gelegt und dabei u. a. entzündungshemmende, antioxidative, schmerzlindernde, immunstimulierende, anti-infektiöse, blutdrucksenkende sowie herzschüt-

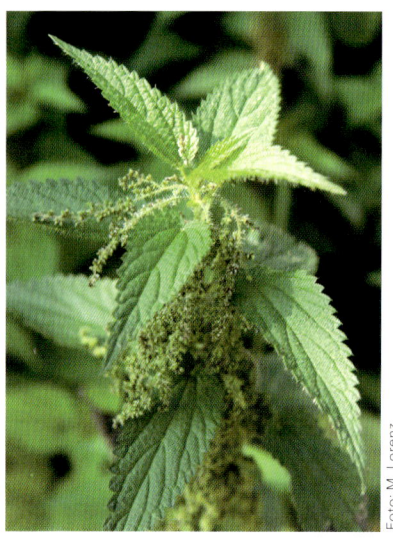

Foto: M. Lorenz

zende Eigenschaften beobachtet.[7] Bekannt ist die Pflanze auch für ihre Effizienz in der Behandlung einer gutartigen Prostatavergrößerung.[8] Die harntreibende Wirkung des Brennnesseltees wird auf die enthaltenen Flavonoide und Inhaltsstoffe der Brennhaare zurückgeführt.[9] Aber auch in der Küche und im Rahmen einer gesundheitsförderlichen Ernährung gebührt der Wildpflanze ihr sicherer Platz. Selbst in gekochter Form ist das Gemüse eine hervorragende Quelle für Kalzium, Eisen und Protein mit einem hohen Gehalt essenzieller Aminosäuren.[10] Die Blätter werden gerne als Salat oder im Spinat gegessen. Im Vergleich enthalten sie über 25-mal mehr Vitamin C als Kopfsalat und fast doppelt so viel Eisen wie Spinat.[11] Weiters ist der hohe Gehalt an Chlorophyll hervorzuheben, das die Zellregeneration verbessert und somit die Wundheilung fördert.[7]

FORM DER VERABREICHUNG

Um dem juckenden „Nesselgift" zu entkommen, sollte man sich der Brennnessel besser mit Handschuhen nähern. Das anschließende Übergießen mit heißem Wasser zerstört die Brennhaare. Junge Blätter sind besonders zart und als Salat oder Brennnesselspinat beliebt.[9] Die Samen der Brennnessel können ebenfalls geerntet und gegessen werden.[11] ∎

GIERSCH

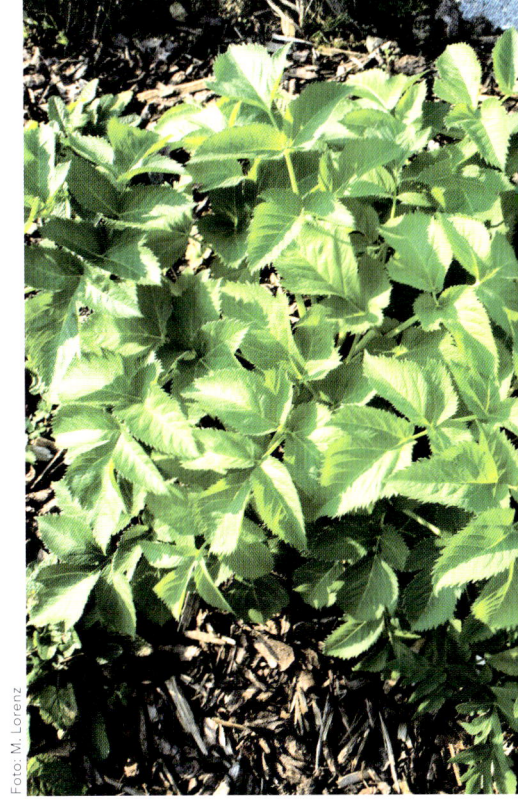

Foto: M. Lorenz

Jeder hat ihn schon gesehen, aber kaum jemand kann die Pflanze benennen. Im Garten begegnet er einem häufig als gefürchtetes „Unkraut". Bevor man ihn jedoch vernichtet, sollte man ihn lieber erst einmal genauer unter die Lupe nehmen. Auf Grund seines interessanten Geschmacks und seiner vielversprechenden Inhaltsstoffe schafft er dann doch den Weg auf den Teller.

GESUNDHEITLICHE WIRKUNG

Der Giersch ist eine der ältesten und bekanntesten Wildgemüsearten. Lange bevor der Spinat eingeführt wurde, war der Giersch bei der Landbevölkerung als Gemüse bekannt.[12] In alten Kräuterbüchern und Nachschlagewerken zur Naturheilkunde wird Giersch als „Zipperleinkraut" beschrieben, sprich als Mittel gegen allerlei Wehwehchen.[9] Als Podagrakraut ist er für seine Heilkraft bei Gicht bekannt (Podagra = Fußgicht), was vermutlich auf den hohen Kaliumgehalt zurückzuführen ist. Das Kraut ist außerdem ein wahres Vitamin-C-Wunder. Der Giersch enthält über 15-mal mehr Vitamin C als Kopfsalat und nahezu doppelt so viel wie die dafür so geschätzten Kohlsprossen. Auch bezüglich Vitamin A- und Eiweißgehalt ist er den meisten Kulturgemüsearten weit überlegen.[11] Die Aromastoffe wirken anregend auf Verdauung und Appetit. Entzündungshemmende Eigenschaften werden vermutet, konnten aber wissenschaftlich noch nicht bestätigt werden.[9]

FORM DER VERABREICHUNG

Der Giersch verströmt beim Zerreiben einen Geruch, der an ein Gemisch aus Karotte, Sellerie und Pastinake erinnert. Salate oder Kräuterspinat bekommen durch die jungen Blätter eine besondere Note. Geerntet wird er bis Juni, bevor er mit auffälligen weißen Dolden blüht. Die jungen Blätter sind zwar zarter, die älteren dafür aromatischer.[9] Die älteren Blätter eignen sich als Ersatz für Petersilie in Suppen und Gemüsegerichten. ■

HANFSAMEN

B ei Hanf denken die meisten zuerst an etwas Illegales. Doch fernab von THC (Tetrahydrocannabinol) hat dieser Samen viel mehr zu bieten und somit seinen Platz auf der Liste der heimischen Superfoods mehr als verdient. Er verspricht mit seinem hohen Nährwert und hochwertigen Eiweiß wahrlich Großes für Gesundheit und Wohlbefinden.

GESUNDHEITLICHE WIRKUNG

Hanfsamen verfügen über eine optimale Fettsäurezusammensetzung: dreimal so viel Linolsäure wie Alpha-Linolensäure, ein Verhältnis zwischen den beiden essenziellen Omega-6- und Omega-3-Fettsäuren, das aus gesundheitlicher Sicht besonders wünschenswert ist.[13] Weniger bekannt

ist eine weitere Fettsäure, die in beträchtlichen Mengen in Hanfsamen zu finden ist, die Gamma-Linolensäure. Sie hat entzündungshemmende Eigenschaften.[14] Die besondere Fettsäurezusammensetzung vermindert die Verklumpung der Blutplättchen, sorgt für eine Verbesserung der Blutfette und hat somit herzschützende Eigenschaften. Bei Personen mit atopischer Dermatitis wurde außerdem eine Verbesserung der Symptome durch die Einnahme von Hanföl beobachtet.[15] Der Proteingehalt von Hanfsamen ist mit dem der Sojabohne vergleichbar, wobei Hanfprotein besser verdaulich ist.[16] Außerdem enthält es alle essenziellen Aminosäuren, ist somit interessant als Ersatz für tierisches Eiweiß und stellt eine optimale Proteinquelle für Personen mit besonderem Bedarf an hochwertigem Eiweiß dar.[17]

FORM DER VERABREICHUNG

Hanfsamen eignen sich in geschälter oder ungeschälter Form als kleiner Snack für zwischendurch oder als Zutat für Müslis und diverse Speisen. Aus Hanfsamen können auch Sprossen gezogen werden. Um das grün-braune Öl mit dem nussigen Geschmack zu gewinnen, werden die Hanfsamen schonend kalt gepresst. Aus dem Pressrückstand wird Hanfmehl gewonnen, das zum Backen und Kochen verwendet werden kann.[18] ∎

HEIDELBEEREN

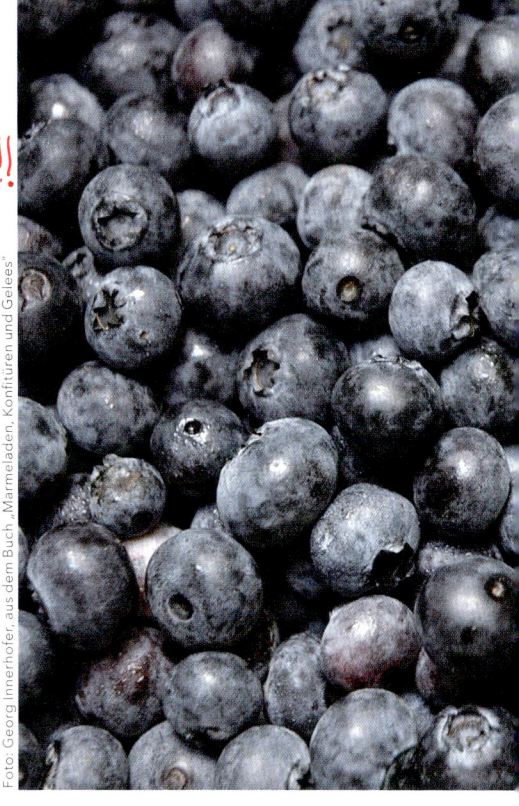

Foto: Georg Innerhofer, aus dem Buch „Marmeladen, Konfitüren und Gelees"

Im Jahr 2015 wurde sie zur Frucht des Jahres gekürt: die Heidelbeere.[19] Die Kulturheidelbeere kommt ursprünglich aus dem nordamerikanischen Raum und stammt nicht – wie häufig angenommen – von der in Europa heimischen Waldheidelbeere ab.

Dass sie Frucht des Jahres wurde, verdankt die Beere vor allem ihrem antioxidativen Potenzial.[20]

GESUNDHEITLICHE WIRKUNG

Ihre tiefblaue Farbe macht die Heidelbeeren nicht nur zu einem Blickfang im Obstregal, die färbenden Pigmente, die so genannten Anthocyane, sind entscheidend für ihren hohen gesundheitlichen Wert.

Eine Übersichtsarbeit über die Wirkung der Heidelbeeranthocyane auf die menschliche Gesundheit fasst entzündungshemmende, antikanzerogene und herzschützende Eigenschaften zusammen.[21]

Letztere bestätigt auch folgende klinische Studie: Übergewichtige Frauen und Männer erzielten mit einer täglichen Portion (350 g) frischer Heidelbeeren über acht Wochen deutliche Verbesserungen bei Blutdruck und Blutfetten.[22]

Weiters können die Anthocyane altersbedingten und lichtinduzierten Verschlechterungen der Augen entgegenwirken.[23] Unser Gehirn wird in seiner Gedächtnisleistung und Bewegungssteuerung von den Beeren un-

terstützt, was sowohl Labor- als auch klinische Studien belegen konnten.[24] Bei Bewohnern eines Altersheims beobachtete man eine Verbesserung des Erinnerungs- und Denkvermögens innerhalb von zwölf Wochen durch eine tägliche Portion (400–600 ml) Heidelbeersaft.[25] In der Diabetesprävention liefern die blauen Beeren einen wertvollen Beitrag durch Verbesserung der Insulinsensitivität.[26]

FORM DER VERABREICHUNG

Heidelbeeren werden vor allem frisch verzehrt. Zur längeren Aufbewahrung können sie tiefgekühlt, getrocknet, zu Saft, Kompott oder Marmelade verarbeitet werden.[27]   ∎

HOLUNDER !

Ein altes Sprichwort besagt, man solle vor dem Hollerstrauch seinen Hut ziehen.[28] Schon früh wussten die Leute um die Heilwirkung des Holunders Bescheid und traten ihm deshalb mit besonderer Ehrfurcht entgegen. Ein Blick auf die heutige Studienlage bestätigt die volkskundliche Verehrung dieser Pflanze.

GESUNDHEITLICHE WIRKUNG

Es ist zuallererst seine intensiv schwarz-purpurne Farbe, die ins Auge sticht. Hochwirksame Polyphenole verleihen dem Holunder nicht nur seine Farbe, sondern auch seinen besonderen gesundheitlichen Wert. Durch ihr antioxidatives Potenzial

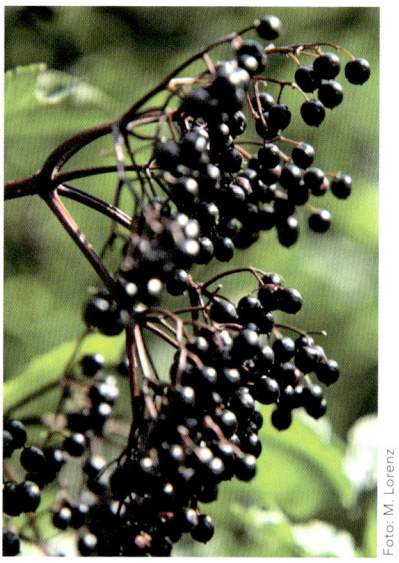

Foto: M. Lorenz

wirken sie oxidativem Stress entgegen und versprechen somit positive Wirkung auf Blutdruck, Blutzuckerspiegel, Immunsystem und in der Krebsprävention.[29] In einer Untersuchung verschiedener Beeren musste sich der Holunder im Kampf gegen freie Radikale nur der Aroniabeere geschlagen geben.[2] Am bekanntesten ist der Einsatz von Holunder in Grippezeiten. Sowohl zur Vorbeugung als auch zur Bekämpfung der unliebsamen Viren vertraut man in der Volksheilkunde auf die dunklen Früchte. Ein Extrakt aus den Beeren erwies sich auch in einer Laborstudie als wirksames Heilmittel.[30] Eine kleine klinische Studie mit Grippepatienten bestätigte diese Beobachtung. Bei den Studienteilnehmern, die das Holunder-Präparat bekamen, verbesserten sich die Symptome deutlich schneller als in der Kontrollgruppe.[31] Durch seinen hohen Gehalt an Vitamin C unterstützt der Holunder zusätzlich die menschlichen Abwehrkräfte.[6]

FORM DER VERABREICHUNG

Roh sollte man Holunderbeeren nicht verzehren. Die Früchte enthalten Sambunigrin, einen schwach giftigen Stoff, der in größeren Mengen zu Magenkrämpfen führen kann. Durch Erhitzen wird das Gift allerdings zerstört. Die schwarzen Beeren werden meist als Saft, Gelee oder Röster genossen.[6] ∎

KREN !

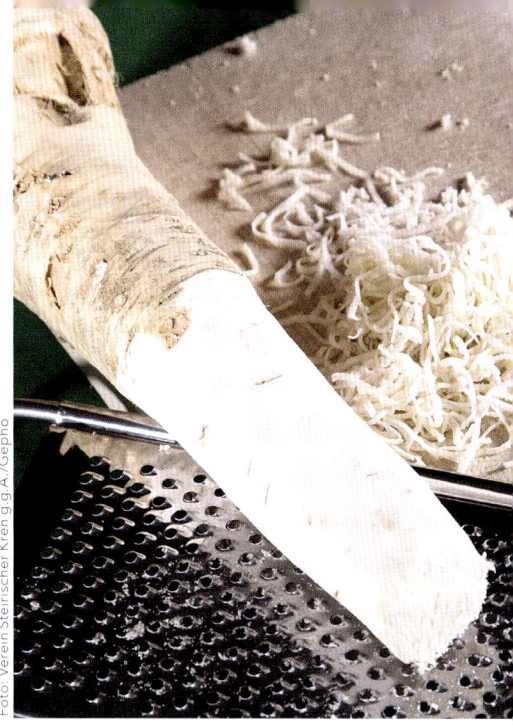

Foto: Verein Steirischer Kren g.g.A./Gepho

Die alten Griechen schätzten ihn als Aphrodisiakum, die Seefahrer bekämpften mit der scharfen Wurzel den gefürchteten Skorbut.[32] Was die Volksheilkunde schon lange vermutet, bestätigt jetzt auch die Wissenschaft – Kren hat aus gesundheitlicher Sicht viel zu bieten.

GESUNDHEITLICHE WIRKUNG

Wer schon einmal Kren gerieben hat, kennt das Szenario nur allzu gut: Die Augen tränen und die Nase läuft. Verantwortlich dafür sind Isothiocyanate, besser bekannt auch als Senföle. Sie treiben einem aber nicht nur die Tränen in die Augen, sondern machen ihn aus gesundheitlicher Sicht so besonders wertvoll. Die schwefelhaltigen Verbindungen werden beim Schneiden, Reiben oder Kauen freigesetzt und verleihen ihm seine typische Schärfe.[33] Diesen charakteristischen Inhaltsstoffen des Krens werden aber auch krebshemmende Eigenschaften zugeschrieben.[34] In der Krenwurzel wurden Werte gemessen, die im Durchschnitt um das Sieben- bzw. Vierfache höher sind als jene ihrer populären Familienmitglieder Brokkoli und Kohlsprossen, die in diesem Zusammenhang immer wieder genannt werden.[35,36] Übersichtsarbeiten zeigen, dass Menschen, die diese Gemüsearten häufig verzehren, seltener an Darm-, Blasen-, Prostata- und Brustkrebs erkranken.[37]

Den Titel „Penicillin des Gartens" trägt der Kren wegen seiner Wirkung gegen eine Reihe von Bakterien.[38] Bayrische Bauern priesen den Kren gerne als „bayrische Zitrone" an.[39] Klingt komisch, hat aber seine Berechtigung, denn die scharfe Wurzel besitzt immerhin im Vergleich zur Südfrucht mehr als das Doppelte an Vitamin C.

FORM DER VERABREICHUNG

In zerkleinerter (geraspelter) Form wird Kren als Beilage zu Fleischspeisen oder als Zutat für Saucen verwendet. Gemeinsam mit Äpfeln ist er als Apfelkren bekannt.[6] Hitze und langes Stehenlassen sollten vermieden werden, da dadurch die Wirkung der Inhaltsstoffe verloren geht.[33] ∎

KÜRBISKERNE

Gepresst ergeben sie das sprichwörtliche „grüne Gold" der Steiermark: das Kürbiskernöl. Den honorigen Titel hat sich das Öl aber nicht nur aufgrund seines köstlichen Geschmacks verdient, sondern auch durch die besonderen Inhaltsstoffe seines Ausgangsprodukts, des Kürbiskerns.

GESUNDHEITLICHE WIRKUNG

Der Gesamtfettgehalt der Kürbiskerne liegt bei über 98 %, mehr als 80 % davon bilden aber die ungesättigten Fettsäuren. Die dominierende Fettsäure dabei ist die essenzielle Linolsäure aus der Reihe der Omega-6-Fettsäuren.[40]

Erwähnenswert ist vor allem die antioxidative Kapazität der kleinen, grünen Kerne. Wissenschaftler der Technischen Universität Graz untersuchten Kürbiskernöl auf sein Potenzial im Kampf gegen freie Radikale. Das Ergebnis: Im Vergleich zu anderen untersuchten Ölen hat das Kürbiskernöl die größte antioxidative Kraft. Dafür verantwortlich sind das reichlich enthaltene Vitamin E und polare Phenole.[41] Allein durch den Genuss einer Portion Kürbiskernöl (10 ml) können bereits rund 20 % des täglichen Bedarfs eines Erwachsenen an Vitamin E gedeckt werden.[42] Kürbiskerne enthalten weiters Phytosterine, pflanzliche Homologe des tierischen Cholesterins. Während Letzteres immer wieder mit negativen gesundheitlichen Auswirkungen in Verbindung gebracht wird, wurde für die pflanzlichen Vertreter sogar ein cholesterinsenkender Effekt festgestellt.[43] Doch die kleinen Kerne können noch viel mehr: Es wird ihnen eine präventive und kurative Wirkung bei Blasenschwäche und Prostatavergrößerung zugeschrieben. Eindeutig konnte diese Wirkung aber in Humanstudien noch nicht bestätigt werden.[44]

FORM DER VERABREICHUNG

Die nussig schmeckenden Kürbissamen werden getrocknet und pur, geröstet oder gemahlen angeboten bzw. zur Gewinnung von Kürbiskernöl herangezogen.[6]

■

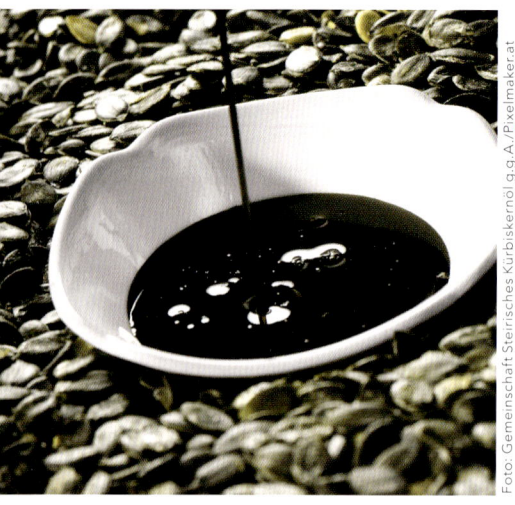

Foto: Gemeinschaft Steirisches Kürbiskernöl g.g.A./Pixelmaker.at

LEINSAMEN !

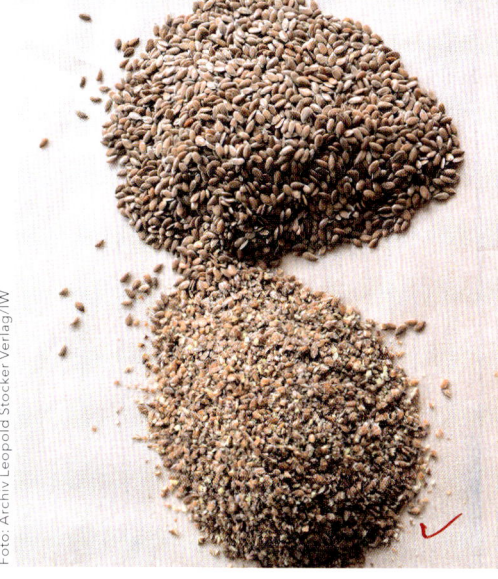

Foto: Archiv Leopold Stocker Verlag/IW

Es kommt nicht immer auf die Größe an, denn unter den Samen und Kernen gehören sie definitiv zu den kleinsten ihrer Art. Aber ihre besondere Kombination aus drei speziellen Inhaltsstoffen – Alpha-Linolensäure, Ballaststoffe und Lignane – macht die winzigen Vertreter aus gesundheitlicher Sicht ganz groß.

GESUNDHEITLICHE WIRKUNG

Die Alpha-Linolensäure macht mehr als 50 % des gesamten Fettgehalts aus, und Leinsamen ist somit die reichste pflanzliche Quelle dieser Omega-3-Fettsäure.[6] Auch wenn die Umwandlung der essenziellen Fettsäure zu ihren langkettigen Vertretern mit herzschützenden Eigenschaften nicht gänzlich bedarfsdeckend ist, stellen Leinsamen und das daraus gewonnene Öl eine wertvolle Ergänzung zu tierischen Quellen dar.[45]

In der Schale der Leinsamen befinden sich Ballaststoffe. Ihre unlöslichen Vertreter verbessern die Darmpassage und wirken somit Verstopfungen entgegen. Lösliche Ballaststoffe hingegen verzögern die Magenentleerung und beeinflussen die Aufnahme der Nährstoffe. Sie spielen damit eine wichtige Rolle in der Regulation des Blutzucker- und Cholesterinspiegels.[46]

Leinsamen sind aber auch die wohl bedeutendste Quelle für Lignane. Der Hauptvertreter im Leinsamen, das

Secoisolariciresinol-Diglucosid (SDG) wird im Körper zu zwei Metaboliten mit stark antioxidativen Eigenschaften umgewandelt. Ihr gesundheitliches Potenzial liegt in der Senkung des Lipid- und Blutzuckerspiegels sowie des Blutdrucks und der Verminderung von oxidativem Stress und Entzündungsreaktionen. Auch krebsschützende und hormonregulierende Eigenschaften des Leinsamens werden auf die Lingane zurückgeführt.[47]

FORM DER VERABREICHUNG

Leinsamen gibt es in brauner oder goldener Form, wobei die Inhaltsstoffe sehr ähnlich sind. Werden die Samen kalt gepresst, entsteht das hochwertige Leinöl. Achtung: Ganzer Leinsamen muss gut gekaut werden, um die Inhaltsstoffe gut verwertbar zu machen, beim geschroteten Leinsamen hingegen sind diese bereits aufgeschlossen.[48] Letzterer ist dafür leichter verderblich. ∎

SANDDORN !

Die vollreifen Früchte werden seit langem zur Herstellung unterschiedlicher Produkte verwendet und auch in der Naturheilkunde eingesetzt. Sie sollen stoffwechselanregend und kreislauffördernd wirken und neben der Verbesserung von Herz- und Nierenfunktion auch Grippe und Skorbut bekämpfen.

GESUNDHEITLICHE WIRKUNGEN

Die Frucht des Sanddorn-Strauches ist eine gelb-orange Beere, die zu 23 % aus Samen, zu 68 % aus Fruchtfleisch und zu 8 % aus Schalenanteilen besteht. Alle drei Komponenten gelten als wichtige Quelle für Proteine, essenzielle Fettsäuren, Zuckerarten (hauptsächlich Glukose und Fruktose), Mineralien (vor allem Kalium), Fettsäuren, Vitamine A, C, E und K sowie Flavonoide.[49]

Viele der bemerkenswerten bioaktiven Eigenschaften der Pflanze beruhen auf genau diesen Flavonoiden, insbesondere die antioxidativen Merkmale, die in Zusammenhang mit der Prävention von Krebs und Herz-Kreislauf-Erkrankungen gestellt werden.[50]

Besonders erwähnenswert ist der außergewöhnlich hohe Vitamin-C-Gehalt (600 mg/100 g Früchte), der zur antioxidativen Kapazität beiträgt und im Hinblick auf Anti-Aging eine wesentliche Rolle spielt. Dies macht das Sanddorn-Öl zu einem beliebten Inhaltsstoff in kosmetischen Produkten. Sanddorn zeigt sich darüber hinaus als gute Quelle für essenzielle Fettsäuren, welche sich im öligen Teil des Samens und Fruchtfleisches finden. Sie weisen antibakterielle Eigenschaften auf und unterstützen sowohl die Heilung von Schäden im Magen-Darm-Trakt als auch jene der Haut, wie etwa bei Verbrennungen oder Ekzemen.

FORM DER VERABREICHUNG

Sanddorn ist in Form von frischen oder getrockneten Beeren, Saft, Püree, Marmelade, alkoholischen und nichtalkoholischen Getränken, aber auch als Geschmacksstoff für Milchprodukte, als Extrakt oder in Kapselform erhältlich. Einzelne Komponenten des Sanddorns wie etwa das extrahierte Öl der Samen oder die Flavonoide finden ihren Einsatz in kosmetischen Produkten.[51] ∎

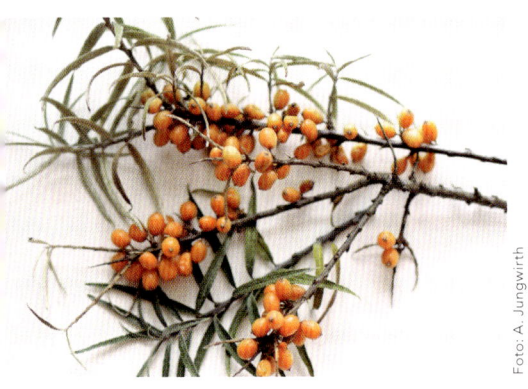

Foto: A. Jungwirth

WALNUSS

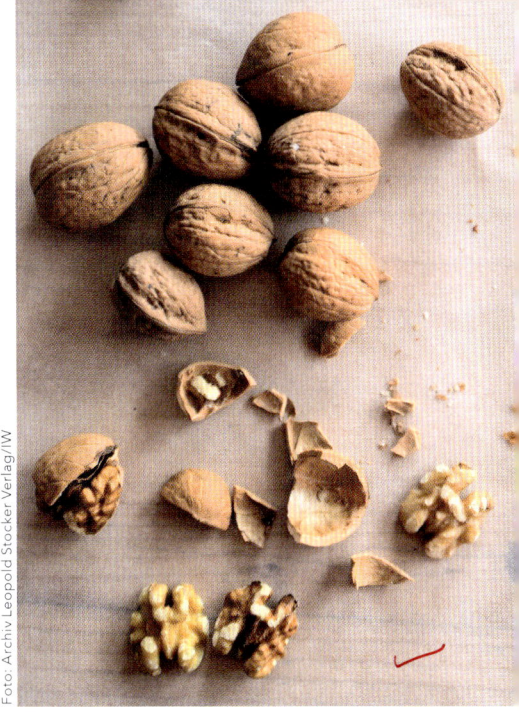

Foto: Archiv Leopold Stocker Verlag/IW

Die königliche Frucht des Jupiters, „Juglans Regia" – so lautet der botanische Name der Walnuss. Und unter den Nüssen präsentiert sich das kernige Nährstoffpaket als wahre Königin: Keine andere Nuss enthält so viele Omega-3-Fettsäuren und Antioxidantien wie die Walnuss.

GESUNDHEITLICHE WIRKUNG

Auch wenn Walnüsse zu 65 % aus Fett bestehen, können sie gerade mit diesem Inhaltsstoff besonders überzeugen.[6] Grund dafür ist die glückliche Zusammensetzung der Fettsäuren: Walnüsse enthalten vorwiegend ungesättigte Fettsäuren und sind die Nussart mit dem höchsten Gehalt an Alpha-Linolensäure. Dieses besondere Fettsäureprofil hilft sowohl den Gesamtcholesterinspiegel als auch das „böse" LDL-Cholesterin zu senken.[52] Neben hochwertigem Fett besitzen Walnüsse den höchsten Gehalt an Polyphenolen unter Nüssen. Diese wirken als Antioxidantien und hemmen solche Prozesse, die zu Arteriosklerose und in weiterer Folge zu Herz-Kreislauf-Erkrankungen führen können.[53] Die Europäische Behörde für Lebensmittelsicherheit (EFSA) bestätigte 2012 eine positive Wirkung auf die Elastizität der Blutgefäße und genehmigte einen entsprechenden Health Claim für eine Portion von 30 g Walnüssen täglich.[54] Wer aufgrund des hohen Kaloriengehalts einen re-

gelmäßigen Konsum scheut, kann ganz beruhigt sein, denn wie durch zahlreiche Studien gezeigt werden konnte, hat ein regelmäßiger Nusskonsum im Rahmen der Empfehlung von 30 g keinen negativen Einfluss auf das Körpergewicht.[55]

FORM DER VERABREICHUNG

Walnüsse werden entweder geknabbert oder in Mehlspeisen und anderen Süßwaren verarbeitet, aber auch als Zutat für Salate oder andere pikante Gerichte schmecken sie gut.[6] Der nussige und süße Geschmack wird am besten erhalten, wenn man sie luftdicht verpackt und kühl lagert. Größere Mengen kann man auch tiefkühlen. Die Nüsse immer erst kurz vor dem Verzehr knacken und zerkleinern.[56] ∎

WEIZENGRAS

Als Weizengras wird das junge, nährstoffreiche Gras der Weizenpflanze *Triticum aestivum* bezeichnet. Die Werbung rund um das Superfood ist enorm, <u>wobei es in Wahrheit nichts enthält, was anderes Obst und Gemüse nicht ebenso zu bieten</u> hat. Außerdem ist der Geschmack für manche sehr gewöhnungsbedürftig.

GESUNDHEITLICHE WIRKUNGEN

Weizengras beinhaltet Vitamine, Mineralstoffe, Enzyme, Aminosäuren, Polysaccharide und als Hauptbestandteil Chlorophyll (stolze 70 %). Dieser grüne Blattfarbstoff macht es zu einem potenziell wirksamen Antioxidans im Kampf gegen krebsverursachende Substanzen und Toxine im Körper. Dem Volksmund nach reichen die gesundheitlichen Vorteile von Weizengras von der Senkung des Blutdrucks, der Entgiftung der Blutbahnen, der Stärkung des Immunsystems bis hin zur Linderung von Gallenbeschwerden und der Verbesserung der Verdauung. Einzelne Studien beschreiben eine mögliche Antitumor-Aktivität, antioxidative Eigenschaften und therapeutische Effekte bei chronischen Dickdarmentzündungen. Darüber hinaus soll Weizengras zur Verbesserung unterschiedlicher Fehlfunktionen, wie etwa Diabetes oder Herz-Kreislauf-Erkrankungen beitragen.[57] Doch auch wenn Weizengras traditionellerweise gegen diverse Störeffekte im Körper eingesetzt wird, gibt es bislang keine ausreichenden Studienbeweise.

FORM DER VERABREICHUNG

Weizengras wird in Form von frischem Gras, Tabletten, Pulver oder Saft vertrieben. Das frische Gras sollte zum Verzehr entsaftet werden, wobei Standardgeräte mit der fasrigen Textur oft nicht zurechtkommen und man zu speziellen Saftpressen greifen muss. <u>Wichtig beim Kauf von Weizengraspulver ist es, jenes aus Grassaft auszuwählen, da die Wirkung jenem aus frischem Gras überlegen</u> ist. Weizengras kann auch sehr einfach und rasch selbst gezogen werden. Wichtig ist dabei der Zeitpunkt der Ernte: Untersuchungen zeigen, dass der wertvollste Gehalt der Inhaltsstoffe bei einer Schnitthöhe von ca. 10 cm erzielt wird (siehe Buchtipp „Keimpflanzen" auf S. 88). ∎

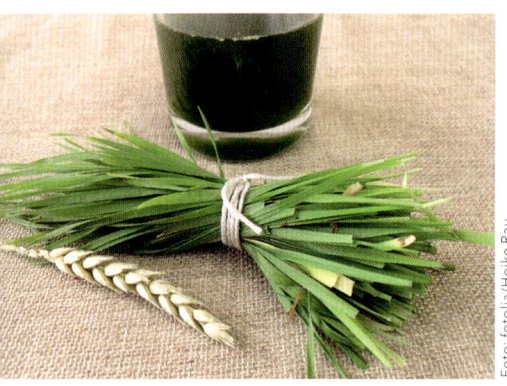

Foto: fotolia/Heike Rau

LITERATURQUELLEN

1. Zheng W., Wang S. Y.: Oxygen radical absorbing capacity of phenolics in blueberries, cranberries, chokeberries, and lingonberries. Journal of agricultural and food chemistry; 2003. 51 (2):502-9.

2. Wu X., Gu L., Prior R. L., McKay S.: Characterization of anthocyanins and proanthocyanidins in some cultivars of Ribes, Aronia, and Sambucus and their antioxidant capacity. Journal of agricultural and food chemistry;2004.

3. Pilaczynska-Szczesniak L., Skarpanska-Steinborn A., Deskur E, Basta P., Horoszkiewicz-Hassan M.: The influence of chokeberry juice supplementation on the reduction of oxidative stress resulting from an incremental rowing ergometer exercise. International journal of sport nutrition and exercise metabolism; 2005.

4. Kokotkiewicz A., Jaremicz Z., Luczkiewicz M.: Aronia plants: a review of traditional use, biological activities, and perspectives for modern medicine. Journal of medicinal food; 2010.

5. Simeonov S. B., Botushanov N. P., Karahanian E. B., Pavlova M. B., Husianitis H. K., Troev D. M.;: Effects of Aronia melanocarpa juice as part of the dietary regimen in patients with diabetes mellitus. Folia medica ; 2002.

6. Ebermann R., Elmadfa I.: Lehrbuch Lebensmittelchemie und Ernährung. Springer-Verlag Vienna; 2011.

7. Ait Haj Said A., Otmani I., Derfoufi S., Benmoussa A.: Highlights on nutritional and therapeutic value of stinging nettle (Urtica Dioica). International journal of pharmacy and pharmaceutical sciences; 2015.

8. Lopatkin N., Sivkov A , Walther C., Schläfke S., Medvedev A., Avdeichuk J., Golubev G., Melnik K., Elenberger N., Engelmann U.: Long-term efficacy and safety of a combination of sabal and urtica extract for lower urinary tract symptoms--a placebo-controlled, double-blind, multicenter trial. World journal of urology; 2005.

9. Till S.: Wildkräuter Delikatessen: Wildpflanzen und Pilze aus Wald und Wiese. St. Pölten, NP-Buchverlag; 2001.

10. Rutto L. K., Xu Y., Ramirez E., Brandt M., Fonseca F.: Mineral Properties and Dietary Value of Raw and Processed Stinging Nettle (L.). International journal of food science; 2013.

11. Fleischhauer S. G.: Enzyklopädie der essbaren Wildpflanzen. Aarau und München, AT Verlag; 2006.

12. Klemme B., Holtermann D.: Delikatessen am Wegesrand: Un-Kräuter zum Genießen. Dresden, Edition Rau im Mädler Verlag; 2004.

13. Matthäus B., Brühl L.: Virgin hempseed oil: an interesting niche product. European journal of lipid science and technology; 2008.

14. Chang C. S., Sun H. L., Lii C. K., Chen H. W., Chen P. Y., Liu K. L.: Gamma-linolenic acid inhibits inflammatory responses by regulating NF-kappaB and AP-1 activation in lipopolysaccharide-induced RAW 264.7 macrophages. Inflammation; 2010.

15. Rodriguez-Leyva D., Pierce G. N.: The cardiac and haemostatic effects of dietary hempseed. Nutrition & metabolism; 2010.

16. Wang X. S., Tang C. H., Yang X. Q., Gao W. R.: Characterization, amino acid composition and in vitro digestibility of hemp (Cannabis sativa L.) proteins. Food chemistry; 2008.

17. Callaway J.: Hempseed as a nutritional resource: An overview. Euphytica; 2004.

18. Untersteller A.: Ernährungslehre und Praxis: Hanf in der menschlichen Ernährung. Ernährungs-Umschau; 2006.

19. International Fruit Day. http://internationalfruitday.jimdo.com/deutsch/frucht-des-jahres/ [cited 2016 16.01.2016].

20. Kreutz, H.: Heidelbeere: Frucht des Jahres 2015.https://www.aid.de/presse/aktuell.php?mode=beitrag&id=7541 [cited 2016 16.01.2016].

21. Routray W., Orsat V.: Blueberries and Their Anthocyanins: Factors Affecting Biosynthesis and Properties. Comprehensive reviews in food science and food safety; 2011.

22. Basu A., Du M., Leyva M. J., Sanchez K., Betts N. M., Wu M., Aston C. E., Lyons T. J.: Blueberries decrease cardiovascular risk factors in obese men and women with metabolic syndrome. The Journal of nutrition; 2010.

23. Liu Y., Song X., Zhang D., Zhou F., Wang D., Wei Y., Gao F., Xie L., Jia G., Wu W., Ji B.: Blueberry anthocyanins: protection against ageing and light-induced damage in retinal pigment epithelial cells. The British journal of nutrition; 2012.

24. Miller M. G., Shukitt-Hale B.: Berry fruit enhances beneficial signaling in the brain. Journal of agricultural and food chemistry; 2012.

25. Krikorian R., Shidler M. D., Nash T. A., Kalt W., Vinqvist-Tymchuk M. R., Shukitt-Hale B., Joseph J. A.: Blueberry supplementation improves memory in older adults. Journal of agricultural and food chemistry; 2010.

26. Stull A. J., Cash K. C., Johnson W. D., Champagne C. M., Cefalu W. T.: Bioactives in blueberries improve insulin sensitivity in obese, insulin-resistant men and women. The Journal of nutrition; 2010.

27. Michalska A., Łysiak G.: Bioactive Compounds of Blueberries: Post-Harvest Factors Influencing the Nutritional Value of Products. International journal of molecular sciences; 2015.

28. Pfannhauser W., Peters S.: Das Wunder vom Holunder. Schäffern, Arcturus Verlag; 1998.

29. Sidor A., Gramza-Michalowska A.: Advanced research on the antioxidant and health benefit of elderberry (Sambucus nigra) in food – a review. Journal of functional foods; 2015.

30. Zakay-Rones Z., Varsano N., Zlotnik M., Manor O., Regev L., Schlesinger M., Mumcuoglu M.: Inhibition of several strains of influenza virus in vitro and reduction of symptoms by an elderberry extract (Sambucus nigra L.) during an outbreak of influenza B Panama. Journal of alternative and complementary medicine; 1995.

31. Zakay-Rones Z., Thom E., Wollan T., Wadstein J.: Randomized study of the efficacy and safety of oral elderberry extract in the treatment of influenza A and B virus infections. The Journal of international medical research; 2004.

32. Wedelsbäck Bladh K., Olsson K. M.: Introduction and Use of Horseradish (Armoracia rusticana) as Food and Medicine from Antiquity to the Present: Emphasis on the Nordic Countries. Journal of herbs, spices & medicinal plants; 2011.

33. Agneta R., Möllers C., Rivelli A. R.: Horseradish (Armoracia rusticana), a neglected medical and condiment species with a relevant glucosinolate profile: a review. Genetic resources and crop evolution; 2013.

34. Weil M. J., Zhang Y., Nair M. G.: Tumor cell proliferation and cyclooxygenase inhibitory constituents in horseradish (Armoracia rusticana) and Wasabi (Wasabia japonica). Journal of agricultural and food chemistry; 2005.

35. Li X., Kushad M. M.: Correlation of glucosinolate content to myrosinase activity in horseradish (Armoracia rusticana). Journal of agricultural and food chemistry; 2004.

36. Kushad M. M., Brown A. F., Kurilich A. C., Juvik J. A., Klein B. P., Wallig M. A., Jeffery E. H.: Variation of glucosinolates in vegetable crops of Brassica oleracea. Journal of agricultural and food chemistry; 1999.

37. Forum.ernährung heute: Kohl ist nicht gleich Kohl.http://www.forum-ernaehrung.at/artikel/detail/news/detail/News/kohl-ist-nicht-gleich-kohl/ [cited 2016 17.02.2016].

38. Kim H., Phan-a-God S., Shin I.: Antibacterial activities of isothiocyanates extracted from horseradish (Armoracia rusticana) root against Antibiotic-resistant bacteria. Food science and biotechnology; 2015.

39. Bühring U.: Alles über Heilpflanzen: erkennen, anwenden und gesund bleiben. Stuttgart: Ulmer; 2011.

40. Murkovic M., Hillebrand A., Winkler J., Leitner E., Pfannhauser W.: Variability of fatty acid content in pumpkin seeds (Cucurbita pepo L.). Zeitschrift für Lebensmittel-Untersuchung und -Forschung; 1996.

41. Fruhwirth G. O., Wenzl T., El⊡toukhy R., Wagner F. S., Hermetter A.: Fluorescence screening of antioxidant capacity in pumpkin seed oils and other natural oils. European journal of lipid science and technology; 2003.

42. Steirisches Kürbiskernöl g.g.A: Wertvolles Kürbiskernöl. http://www.steirisches-kuerbiskernoel.eu/index.php?option=com_content&view=article&id=126&Itemid=120&lang=de [cited 2016 11.02.2016].

43. Mackay D. S., Jones P. J. H.: Phytosterols in human nutrition: Type, formulation, delivery, and physiological function. European journal of lipid science and technology; 2011.

44. Fruhwirth G. O., Hermetter A.: Seeds and oil of the Styrian oil pumpkin: Components and biological activities. European journal of lipid science and technology; 2007.

45. Singer P., Wirth M.: Omega-3-Fettsäuren marinen und pflanzlichen Ursprungs: Versuch einer Bilanz. Ernährungs-Umschau; 2003.

46. Kajla P., Sharma A., Sood D. R.: Flaxseed- a potential functional food source. Journal of food science and technology; 2015.

47. Adolphe J. L., Whiting S. J., Juurlink B. H., Thorpe L. U., Alcorn J.: Health effects with consumption of the flax lignan secoisolariciresinol diglucoside. The British journal of nutrition; 2010.

48. Nutritional Benefits of ground flax. http://www.healthyflax.org/health/index.php [cited 2016 30.01.2016].

49. Yang B., Kalimo K. O., Mattila L. M., Kallio S. E., Katajisto J. K., Peltola O. J., Kallio H. P.: Effects of dietary supplementation with sea buckthorn (Hippophae¨ rhamnoides) seed and pulp oils on atopic dermatitis. Journal of Nutrition Biochemistry; 1999.

50. Sayegh, M., Miglio C., Ray S.: Potential cardiovascular implications of Sea Buckthorn berry consumption in humans. International Journal of Food Science and Nutrition; 2014.

51. Beveridge T.: Li TSC, Oomah BD, Smith A.: Sea Buckthorn products: manufacture and composition. Journal of Agriculture and Food Chemistry; 1999.

52. Banel D. K., Hu F. B.: Effects of walnut consumption on blood lipids and other cardiovascular risk factors: a meta-analysis and systematic review. The American journal of clinical nutrition; 2009.

53. Vinson J. A., Cai Y.: Nuts, especially walnuts, have both antioxidant quantity and efficacy and exhibit significant potential health benefits. Food & function; 2012.

54. European Food Safety Authority (EFSA). Scientific Opinion on the substantiation of health claims related to walnuts and maintenance of normal blood LDL-cholesterol concentrations (ID 1156, 1158) and improvement of endothelium-dependent vasodilation (ID 1155, 1157) pursuant to Article 13 (1) of Regulation (EC) No 1924/20061. EFSA Journal 2011; 9: 2074.

55. Flores-Mateo G., Rojas-Rueda D., Basora J., Ros E., Salas-Salvadó J.: Nut intake and adiposity: meta-analysis of clinical trials. The American journal of clinical nutrition; 2013.

56. California Walnut Comission: Ratgeber Kalifornische Walnüsse: Forschung und Ernährung. http://www.walnuss.de/388/Gesundheit/Fachkraefte-Login.htm [cited 2016 15.01.2016].

57. Tsai, C.-C. et al.: The Immunologically Active Oligosaccharides Isolated from Wheatgrass Modulate Monocytes via Toll-like Receptor-2 Signalin. The Journal of Biological Chemistry; 2013.

REGISTER

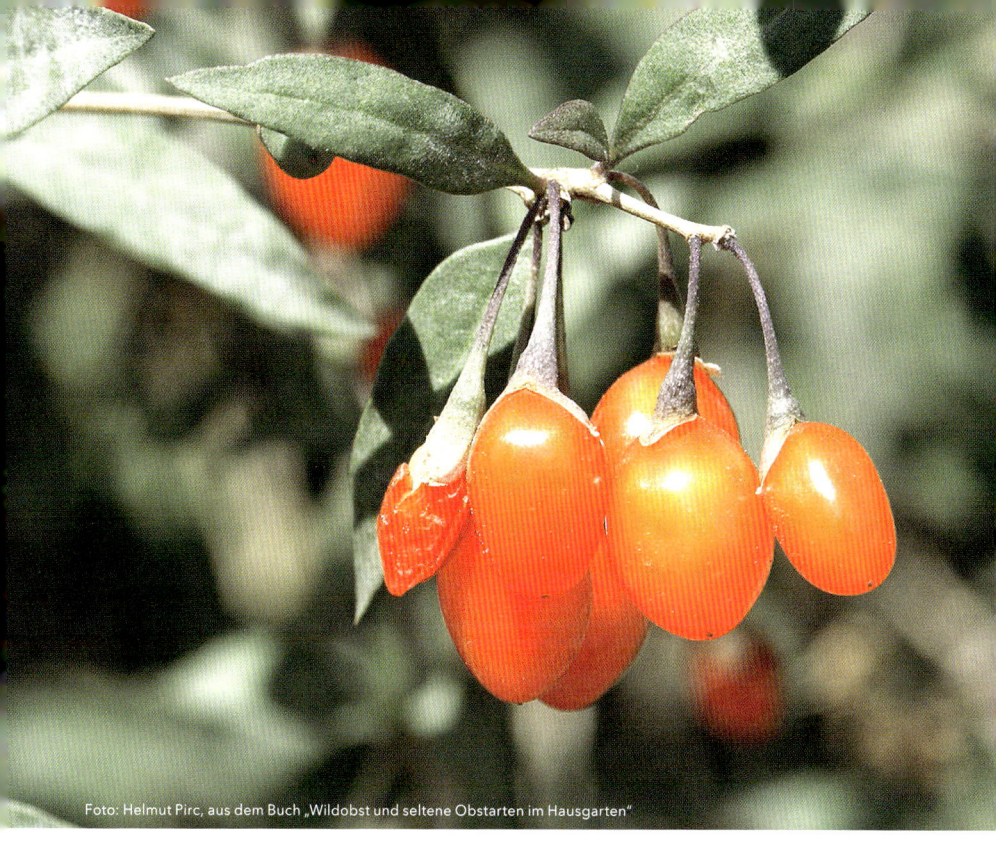

Foto: Helmut Pirc, aus dem Buch „Wildobst und seltene Obstarten im Hausgarten"

Der Gojistrauch (siehe S. 40) gedeiht auch im eigenen Garten gut!

AUTORINNEN

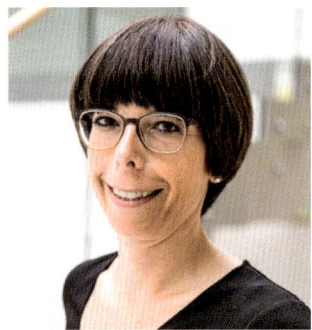

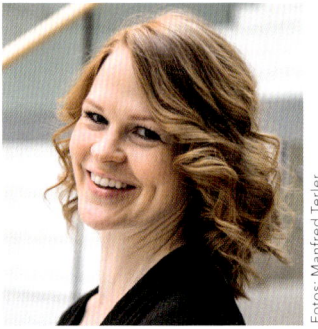

DANIELA GRACH, MSC

Für die Diätologin Daniela Grach, MSc, sind die Themen nachhaltige Ernährung und Gesundheitsförderung seit mehr als 20 Jahren wichtige Schwerpunkte in der Ernährungsberatung. Auch in ihrem Studium der Angewandten Ernährungswissenschaft beschäftigte sie sich intensiv mit den komplexen Zusammenhängen zwischen unserer Ernährung und der Gesundheit, Umwelt, Gesellschaft sowie Ökonomie. Nach Tätigkeiten in Krankenhäusern, Kuranstalten und der Landwirtschaftskammer Steiermark lehrt und forscht sie seit 2007 am Institut „Diätologie" der FH JOANNEUM. Seit vielen Jahren ist sie auch in der Erwachsenenbildung, als Referentin auf Tagungen und als Leiterin von Workshops aktiv.

MAG. CAROLINE SCHLINTER

Mag. Caroline Schlinter ist Ernährungswissenschaftlerin und Lebensmittelsensorikerin. Sie arbeitet seit mehreren Jahren in der Lebensmittelforschung, Produktentwicklung und Ernährungsberatung und bringt als Lehrbeauftragte viel Know-how und Erfahrung im Bereich Ernährung, Lebensmitteltechnologie und Produktverkostungen mit. Als Journalistin schreibt sie über Ernährung, Genuss und Lebensmittel und leitet Verkostungs-Workshops für Kinder und Erwachsene. Durch ihre große Leidenschaft für das Thema Ernährung und alles, was damit in Verbindung steht, hat sie sich über die letzten Jahre ein fachliches Wissen angeeignet, das sie durch diverse Trainingskurse und Seminare an verschiedenste Zielgruppen von Kindern bis zu Fachexperten weitergeben konnte.

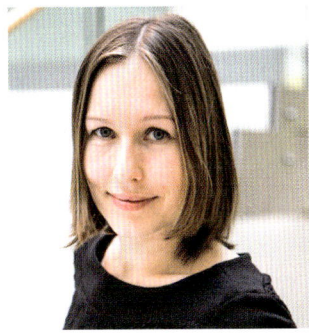

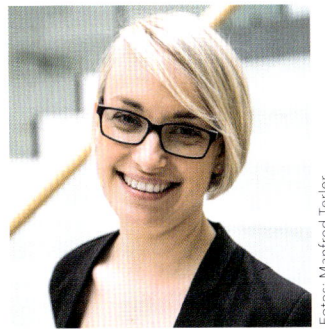

Fotos: Manfred Terler

DR. MARLIES WALLNER

Mag. Dr. Marlies Wallner ist Ernährungswissenschaftlerin und beschäftigte sich in ihrer Dissertation am Department für Ernährungswissenschaften der Universität Wien intensiv mit Antioxidantien und oxidativem Stress. Aktuell forscht sie am Institut „Diätologie" der FH JOANNEUM im Bereich der gesundheitsorientierten Sensorik, um dem Zusammenhang zwischen Geschmack und Übergewicht auf die Spur zu kommen. Die Entwicklung von Produktkonzepten und Produkten für Kinder steht dabei im Mittelpunkt. Seit Jahren ist sie Lehrbeauftragte und gibt ihr Wissen in unterschiedlichsten ernährungsrelevanten Bereichen wie Sensorik, Anthropometrie, Immunologie und Analytik an die Studierenden weiter.

MAG. NICOLE ZÖHRER

Eine Brücke vom Produzenten zum Konsumenten zu bauen – darin sieht die Ernährungswissenschaftlerin Mag. Nicole Zöhrer die Hauptaufgabe ihrer langjährigen Tätigkeit in der Landwirtschaftskammer Steiermark. Im Fokus stehen Kennzeichnung und Qualität der heimischen Lebensmittel, ihre Rolle in der menschlichen Ernährung, regionale Produktion und Nachhaltigkeit. Als Referentin vermittelt sie diese Themen in Form von Vorträgen, Workshops, Veranstaltungen und Spezialprojekten. Durch ihre Trainertätigkeit in der Erwachsenenbildung gibt die Spezialistin das Know-how auch an künftige Multiplikatoren weiter.

AUS UNSEREM PROGRAMM

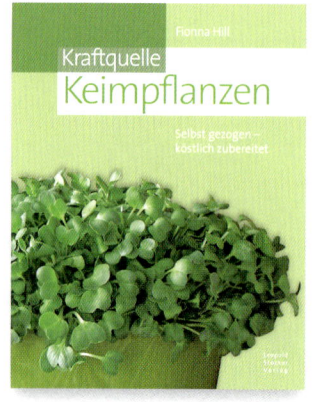

ISBN 978-3-7020-1287-8

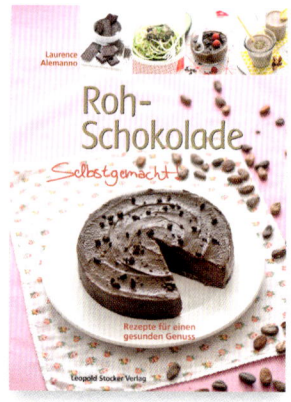

ISBN 978-3-7020-1605-0

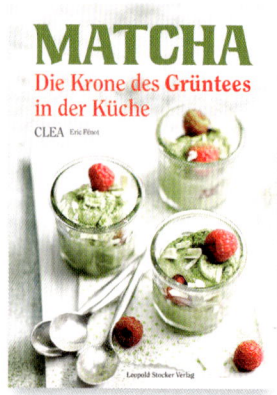

ISBN 978-3-7020-1467-4

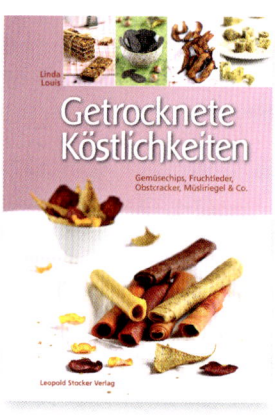

ISBN 978-3-7020-1415-5

LEOPOLD STOCKER VERLAG

www.stocker-verlag.com

Graz – Stuttgart

Falbesoner Angelika
Grach, Daniela; Schlinter, Caroline...   **1 Expl.**
Schwarzbuch Superfood
978-3-7020-1581-7   <u>9,95 EUR</u>
0676 3066973   AF287738
Ben.Art. per SMS

B

MM

WG 4501
ReNr.: 3145590 ReDatum: 19.02.18 / 1
19.02.18/7115085